我終於站上存活率4%的長尾巴

只是咳嗽，怎麼變成癌症末期？

〔增訂版〕

人氣部落客
星希亞／著

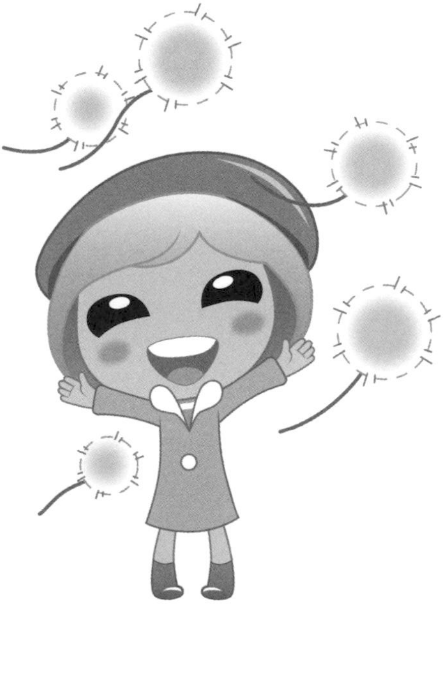

星希亞的正向能量，激勵了許多人

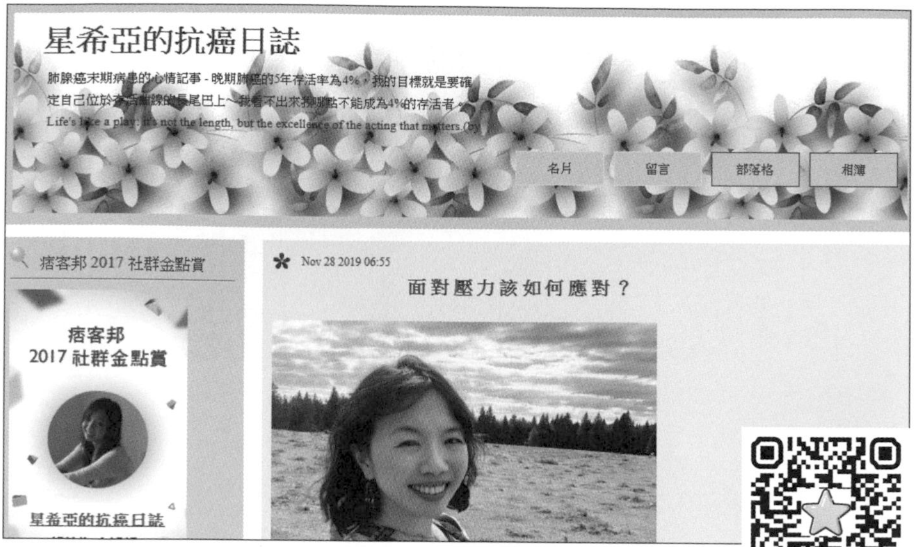

星希亞的抗癌日誌部落格

2013 年 4 月成立，截至出書前瀏覽人次已超過 830 萬，裡頭分享了星希亞的抗癌點滴，有非常多實用的資訊及經驗分享，是癌友及家屬非常棒的獲取資訊管道。

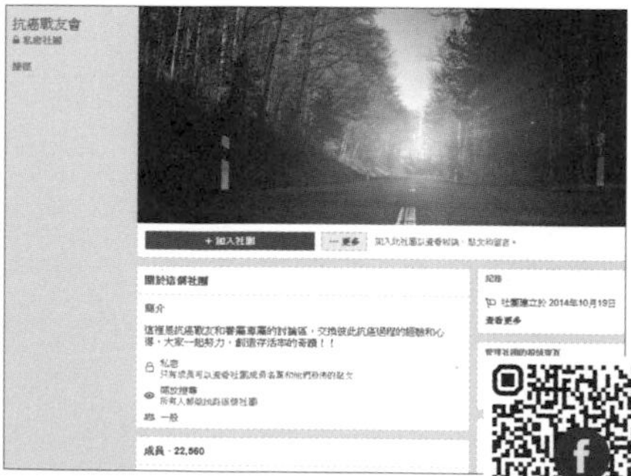

抗癌戰友會 FB 社團（封閉性）

2014 年 10 月成立，不到一年時間內，社員已逼近 22,000，顯示癌友在抗癌過程中，對資訊的需求及渴望。

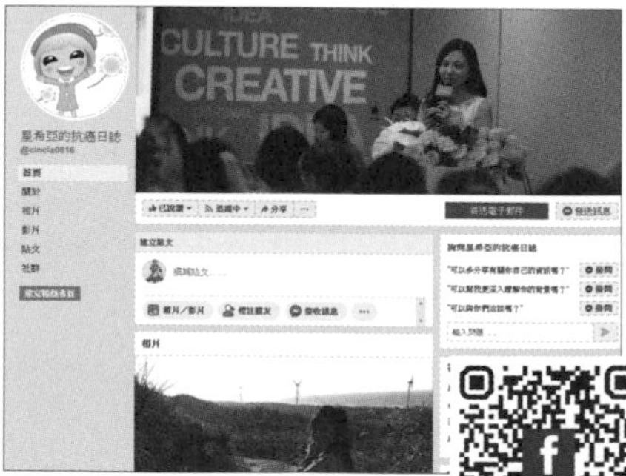

星希亞的抗癌日誌 FB 粉絲團

為了能更即時地與網友互動，於 2015 年 12 月成立，每日與網友分享抗癌生生活大小事。

與癌友面對面，分享抗癌經驗

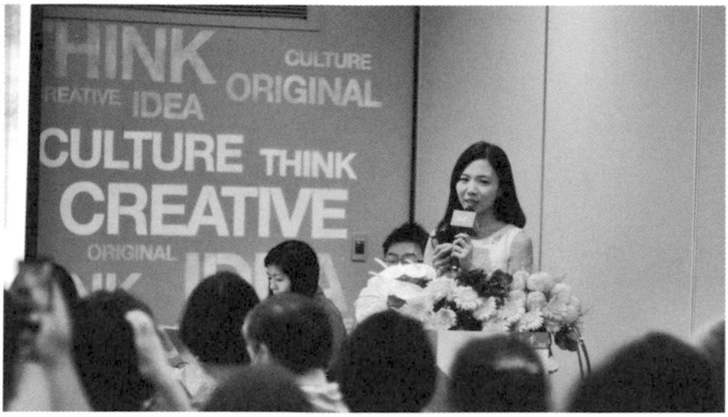

2015 年 5 月，在「康健趨勢論壇：抗癌新未來」會議中以肺癌癌友的身分分享經驗。

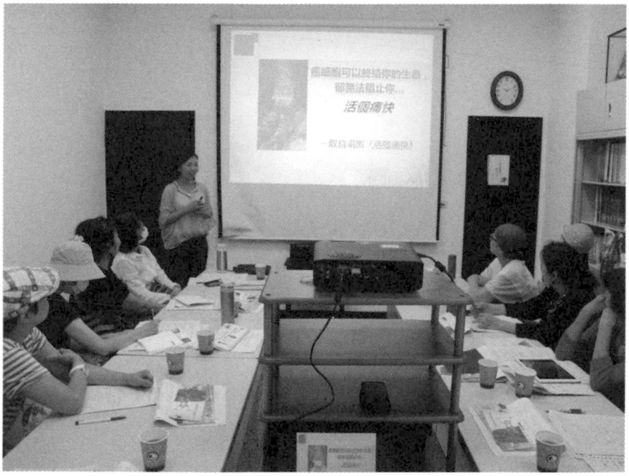

2015 年 6 月，應乳癌防治基金會的邀請，與乳癌癌友分享抗癌心得。（圖片提供／財團法人乳癌防治基金會）

來自各地網友的迴響

我是香港的，是癌病病人家屬，看到妳的文章就如心靈雞湯，妳的樂觀亦成為我們的鬥志跟動力。看到妳 update 就放心了，Cincia 妳是美麗的天使，希望妳身體健康，各位病患跟家屬，大家一起加油，我們一定會有美好的明天。

好開心來到妳的網站，感受到妳對生命的熱情與堅持，加油加油！妳一定可以突破 N 個五年滴！

由於我媽也是肺腺癌第四期且合併肺積水，我媽就比較悲觀，加上近期又有許多名人癌逝的消息，讓我們要特別注意媽媽的心情～我還特地跟媽媽分享妳的抗癌經驗與精神，媽媽說妳很了不起！！希望媽媽可以跟妳一樣正面與樂觀ㄛ！也希望有機會多多交流抗癌心得～

謝謝妳，看了妳的回覆心裡踏實多了，我是肺腺癌第三期，初期開過刀，化療放療都做過，因為復發才吃艾瑞莎，已經6年半了，關關難過，關關過，坦然接受樂觀面對，會有好的轉機，大家一起加油吧！

我的父親三周前被診斷肺腺癌第四期，心情上上下下，全家陷入難過的氣氛，雖已經 70 歲，但我們仍舊不會放棄，謝謝妳的奮鬥史，讓我們知道這世界上有人與我們一樣為了生命而奮鬥。謝謝妳！

上月確診大腸癌 3a，偶然間搜尋到妳的 blog，有很多有幫助的資訊！看妳這麼樂觀，我也感覺有信心多了！謝謝妳！

CINCIA 好。我是乳癌四期。妳的文章給我很大的鼓勵。真心的跟妳說謝謝。因為妳的勇氣與樂觀。我也感染到妳的堅強。感恩妳。謝謝妳。

上週我媽媽被診斷為肺腺癌，目前還在等病理報告。全家人都很傷心，我還在海外求學，無法立刻回到她身邊。我像瘋了一樣到處找資料學肺癌的知識，意外發現了妳的blog，花了一天從頭到尾仔細看完之後，又點燃了希望。謝謝妳的分享，也希望看到妳一直更新blog，一切順心！

我不是患者，只是來了解病患的心路歷程，感受一下妳的人生，從而給自己生活的動力。在癌症面前，彷彿所有東西都變得很渺小，很多事情其實都是自己想不開而白害怕，白傷心。妳的樂觀令人驚嘆，真可惜我沒認識過像妳這般的人。多謝妳的blog，加油。我會等待妳的報喜！

我是妳的新加坡粉絲和戰友。

我是乳癌第一期，最近剛動完手術切除了右乳……剛開始得知患了乳癌很傷心，可是在治療過程中讀了妳的blog，讓我變得更堅強和勇敢的面對一切！謝謝妳！

在網路上搜尋肺癌最新標靶藥物的相關訊息找到妳的部落格，看了妳的抗癌經驗，覺得需要來跟妳讚聲一番！妳真的好棒！非常謝謝妳大方分享抗癌的過程，妳的樂觀和開朗也給了我們這些癌症病人及病患家屬們很大的勇氣。真的萬分感謝！也為妳禱告，希望妳的癌細胞快快消失！永遠為妳加油打氣！我會常常回來探望妳的近況的！

無意間逛到您的網誌，覺得您真是一個勇敢又樂觀的女孩兒！因為我本身也是因為肝腫瘤持續在臺大醫院作追蹤檢查，所以很能體會長期看醫生的感覺，最近又因為持續咳嗽，正想要再去看一下胸腔內科！

看到您這麼樂觀勇敢，也讓我決定要勇敢一點！祝福您可以順利完成治療！也祝福我們一起身體健康！！

身為一個專業的醫學技術人員，第一次感到這樣的手足無措，我外婆的心臟因為血管狹窄的問題，最近讓家人都心情低落（因為沒人知道怎麼辦，包括主治醫師），再者，住在台北的姑姑也在今天確診了肺癌四期。

我不知道下次見面如何開口解釋病情如何鼓勵，很幸運的我看到了您的部落格，感謝您讓我知道何跟他們解釋，看到原來默默努力的人有這麼多，真的真的，很感動（流了很多淚）。

每當在幫每個人治療時，我總會建議要保持愉快，沮喪對身體是不會好的！感謝您讓我知道我需要給的幫助是什麼！希望大家都加油，一起戰勝！

真的很感謝妳如此勇敢及友善的分享自己的心路歷程給這些同為「戰友」的我們。我是去年 2 月農曆年前確診為第四期肺腺癌的癌友，真的很感謝我的上帝給了我一顆喜樂的心、正向積極面對的態度，除了配合醫生的積極治療外，心情的調適真的也是很重要的。看到妳這樣，真的是給了我們很大的支持與鼓勵！大家一起加油喔！

我媽把妳說的話當聖旨呢！

但她的確一開始也是這樣吐槽我，說：「拜託！她幾歲我幾歲？體力不同啦！」

可是她真的很努力、很積極！因為我們真的很愛她，每天鼓勵她、幫她加油，我說：「別人都可以做得到！妳也一定要相信自己可以做得到！」

好開心能找到妳的部落格，感謝妳分享的資訊，我媽媽今年 3 月確診是肺腺癌第四期，這陣子很擔心她會有抗藥性跟存活率的問題，剛好看到妳的日誌，真的帶給我們很大的鼓勵，看了很多抗癌的分享，覺得最重要的是心情，喜樂的心乃是良藥，希望大家都能一起加油！

我老公是淋巴癌的患者，我最喜歡看妳的文章，特別是出去玩，我都會鼓勵我老公也要和 Cincia 一樣樂觀 & 積極面對一切，祝福妳～

Cincia，您好棒！我因為工作的關係常會遇到化療中的病友，不少人還走不出罹病的鬱結情緒，您將抗癌心情寫出來，真的可以幫助他們整理心情、得到力量。昨天又有一位客戶 (病友) 跟我分享您的部落格，説您讓她想開很多，您真是太棒了！祝福您健康、平安 ^^

我也年輕上天就送禮物給我，也是第四期，但部位不同，從第一次化療到現在只需要每個月回醫院追蹤，已經一年半了，歷經 6 次化療，35 次放療，再來開刀，現在穩定許多，父母才跟我説當初醫生跟他們講我只剩 6 個月，上天給了我這禮物我才知道我父母和兩個姐姐有多愛我，讓我體會到家的溫暖，但家原本的生活步調被我打亂了。在昨晚我上網找抗癌食物時發現妳的 blog，讓我好感動，讓我上網不再只是 youtube，也好喜歡這裡，我很欣賞妳的樂觀進取與積極治療面對，而我面對疾病只想逃與躲，甚至不太願意與人接觸。我只想告訴妳妳會好的，我們大家一起加油吧！

我罹癌後，才真正體會生命，上帝給每一個人不同的生命時間，就看個人有沒有好好把握珍惜，看星希亞幫助啟發許多人，還能寫趣談，妳要有信心，相信上帝需要妳服務人群的時間還很長，就麻煩妳持續多費心籌劃。幾百年來，人類弄懂海上航行壞血病是缺乏維他命 C，傳染病是細菌及病毒引起，相信惡性腫瘤謎底也不久會解開。

雖然我沒有跟妳一樣，列出願望清單，但是我也很希望把握每天、每個機會跟每個我愛的人相處，陪伴他們！（話説，我也該來想想自己的願望了 ~~ 不管我的這輩子有多長，總是要把想做的事情完成，是吧？呵呵）

目錄
contents

Chapter 1

接受治療 努力站上4%長尾巴

治療的過程很辛苦，
但就像下雨時，我期待晴天一樣，
我相信等在後頭的是美好的結果！

Chapter 2

抗癌路上的抉擇與改變：相信自己會更好

積極治療、調整飲食與作息，我的狀況一天比一天好。
我彷彿已經看到了燦爛的陽光向我招手！

Chapter 3

雁子們，一起努力往前飛 上天會有最好的安排

當我們一起飛了好遠好遠，
也不要忘記把自己當成種子，將正向能量散播出去！

〔專文推薦〕

因為堅持，而看到希望

張金堅
臺大醫學院名譽教授
乳癌防治基金會董事長

抗癌過程艱辛，難以筆墨形容。她是一位勇敢的病人、乖巧的女兒、樂觀的病友，更是一隻有經驗的V字隊形領頭雁，展翅飛翔，雁鳥立刻跟進，因為她相信群雁一定比孤軍奮戰存活得更久。

星希亞小姐罹患肺腺癌第四期，曾經流淚，曾經驚慌，當走過漫漫長途的治療過程後，以其生花妙筆，在部落格及臉書社團上分享自身的抗癌經驗，引領癌友打起精神繼續朝抗癌之路前進，把握當下，活出生命的美好，期望讓雁群一起飛得很遠很遠！

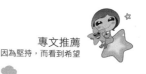

這是一本用己身經驗寫出的抗癌之書，讓人感動！從得知罹癌、接受治療、與癌共存，到癌後飲食，字字句句猶如「愛過才知情深、醉過方知

酒濃」一般的刻骨銘心，說到癌友的心坎裡。她鼓勵自己也鼓勵癌友：不要輕易放棄，過程雖苦，但要化苦為勇氣，相信自己一定能戰勝癌魔，這就是最無窮的抗癌能量。

在抗癌過程中，她為自己擬訂「心願清單」，大半已完成，仍繼續實現中，就是依憑這樣無窮的抗癌能量來完成，她做得到，相信更多的癌友也做得到！

多年來，我除了忙於臨床工作外，也負責乳癌防治基金會之業務，經常舉辦病友座談聯誼及健康講座等活動，活動當中常常會邀請一些治療中或康復追蹤的乳癌患者現身說法，以鼓勵癌友們。一年多前，我兒子跟我提及他臺大碩士班同學星希亞罹患嚴重肺癌，她除了積極接受治療外，還常常在她的部落格裡給癌友們提供相關資訊及抗癌經驗，建議我邀請她來演講，給乳癌姊妹們加油打氣。在那當下，我直覺她那麼年輕、才三十幾歲，又罹患最嚴重之第四期肺癌，必然脆弱不堪，不敢打擾。

後來我到她的部落格瀏覽，發現她PO文之內容，絲毫沒有為癌所困之跡象，反而非常樂觀、勇敢，我才決定邀請她在體力許可情況下前來演講，當然她慨然應允。我還清楚記得第一次陪她到台中參加澄清醫院舉辦之乳癌病友會，在路途中，我一直不敢過問她的病情，反倒是她爽朗的告訴我她的罹癌過程。

在往後幾次接觸中，讓我深刻的感受到的是一位年輕貌美的女性，很難想像她內心中那股堅強的毅力，她積極搜尋醫療相關資訊，成立戰友部落格，除了給病友鼓舞外，還以自身經歷，提出多項建議，如生活習慣的改變、心態的調整、飲食之選擇，無不給病友很好而且正確之指引。

她真的是一位不畏病魔的抗癌鬥士。她最喜歡的一句話是：「不是因為看到希望而堅持，而是因為堅持而看到希望」，見證了她不畏病魔之勇敢，在這些日子裡，她配合醫療團隊持續治療，從不中斷，對一些副作用，都能正面迎擊，一一克服。

她認為生命沒有句點，她要快樂過每一天，她認為生命的意義在於為自己及他人帶來喜悅，很慚愧，我虛長她兩倍歲數，對於生命都沒有那麼深刻之體認。相信展讀這本書，看了她的文章，就如同面對面一樣，會被她的「真性情」與「熱忱」所感動，謹此，我很樂意推薦本書，相信對所有癌友及家屬、朋友們都會帶來正面的能量，與莫大的助益。

〔專文推薦〕

超越疾病照護 豐富你我的生命內涵

蔡俊明
臺北榮民總醫院腫瘤醫學部教授級教職醫師
國泰綜合醫院呼吸胸腔科兼任主治醫師
陽明大學醫學系內科部定教授

和和星希亞的緣分，源自於我在臺北榮民總醫院任職時，和肺癌治療團隊所合著的《圖解肺癌診治照護全書》，才出版沒多久，星希亞就在她的部落格為文推薦，之後又因為我的一些病患和她互通醫療資訊，建立了密切的患難與共之情，進而成立戰友會，我因此與她逐漸熟稔。

星希亞在臺大就醫，和她的主治廖醫師的團隊有很好的互動，面對問題時她收集很多相關資訊，衡量自己的狀況，提供給醫療團隊參考，讓他們知道她要的什麼、不要的是什麼，臺大醫療團隊也給予專業的回應，形塑了良好的醫病關係，將治療過程與效果最佳化。

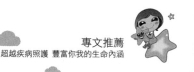

星希亞不只有勇氣，她的聰慧還顯示在她的每一個生活層面：她一方面勇於對抗疾病（她服用的藥所產生的副作用，是所有標靶藥物中最令人難以忍受的），一方面也用心安排時間，周詳計劃，努力實踐她的夢。最讓我印象深刻的是，她努力將網路泉湧而來的大量資訊加以「去蕪存菁」，提供大家豐富有益的滋養，她和家人、朋友和戰友們不斷良性互動，互相幫助、扶持，互相鼓舞。她讓我們醫護人員、病人家屬和照顧者，能夠知道我們的病人到底在想什麼？需要什麼？

坊間和網路上充斥大量的不實訊息，衛福部國健署憂心忡忡地在媒體上呼籲大眾勿聽信偏方，以免延宕正規治療。我認為更積極的作為是我們各個癌症學會的治療指引（一般是學會依據有無大型隨機配對的臨床試驗結果分類訂定的）應該要有大眾普及版，並且將坊間偏方也納入其中歸類，以供參考。譬如：**分類一**：有效，客觀證據很充分；**分類二**：可能有效，客觀證據還要加強；**分類三**：效果不明，可能無害；**分類四**：可能有害，不建議使用。

通常分類一至三常是病人依循的治療過程，而分類四則要避免。另外，也要發展癌症治療經濟學，癌症治療日益昂貴，自費品項愈來愈多，如何幫助病人及家屬，利用有限的資源規劃有效益的客製化治療，亟待發展。

距離這本書初版推出，一轉眼四年就過去了。這期間，星希亞日子過得更加自在逍遙，多彩多姿。她持續按照規劃和親友們遊歷世界增廣見聞，也挑戰自己參與三鐵運動，攀登富士山，更將是今年傳遞東京奧運聖火的代表跑者之一。這背後更深層的意義是除了克服病痛肯定自我，更提供自己難能可貴的生活體驗，幫助許多病友、病家和朋友們面對疾病的威脅，照護自己的身體度過生命的關卡，豐富生命的內涵；還幫助醫師們，如我（**註**），更能設身處地的體會病家的想法和困難。星希亞的生命體驗，無庸置疑的，是大家的瑰寶，這本書將讓大家更認識她，向她學習更多，從而更能面對疾病，面對生命。

***註**：自北榮退休四年來，分別在四個不同的醫院看診，在每個醫院利用它們的優點發展出不同的團隊特色，對病友的照顧也能不斷更新進

步。星希亞和病友們提供很好的建議和寬廣的平台和助力，由試著轉山到山不轉路轉的體會和施行，病友一直是我最好的老師，特別也藉這個機會感謝大家。祝大家健康、平安！

〔專文推薦〕

OL與異形的戰鬥

顏榮郎
德州大學安德生癌症中心博士
顏博士活力診所負責人

最近十幾年來，癌症不再只是老年人的專利，愈來愈多四十歲以下的年輕人罹癌。我想每個人在飲食、生活等等健康議題上都會出現一些盲點；即便如本書作者星希亞多年來總是給人健康陽光的印象，卻也意外地逃不過這股癌病流行潮。

看著星希亞這幾年來，一直努力設法讓自己擠入抗癌勝利組（站上晚期肺腺癌存活率4％的長尾巴上），讓人感受到旺盛生命力之可貴。她現在終於要出書，讓大家知道作為一個「成功」（成功？是有點反諷）的抗癌戰友，所具有的策略或能力，究竟要如何才能辦到。

在我們的經驗中，罹癌之後會獲得較好控制或預後的人，往往具有下列特質，而星希亞在書中所描述的個人特質，蠻值得罹癌朋友試著學習：

1. **旺盛的求知慾，會主動搜尋與自己疾病有關聯的醫藥知識或最新抗癌策略**。當她面對化療、標靶療法、放射治療或是否該預立遺囑，都盡可能蒐集相關方案的利弊得失，做出以理性分析為基準的選擇。如何讓各種治療花的錢與心血不至於淪為肉包子打狗？這些都是讓抗癌最佳化的要素（但不保證必然成效斐然）。

2. **建立良好的溝通力與醫病關係**。癌症畢竟不是感冒或小手術，它可以是慢性病或重大急症，而這往往需要患者與醫療人員建立一種彼此信賴的夥伴關係。癌症可怕的地方，在於它是這星球上演化最快的異形生物，它的易發炎特質造就癌細胞的基因無時無刻在演變，其行為自然也變異無度。這種不確定性隨時會干擾醫病之間的信任度。星希亞在書中描述的醫病夥伴關係給了我們最佳示範，值得你去探索品味。

3. **適度尊重醫療人員的專業意見與處置**。癌患最忌諱陷入單打獨鬥的困境；由於求好心切，癌患或家屬會積極搜尋各類療法，試圖抓住一線生機；這原本無可厚非，但是如果與醫療人員沒溝通好，在治療處置的選擇與施行上把自己當成醫療角色執行任務，便會冒了一個大風險：最後造成患者或家屬自己孤軍奮戰，而主治醫師心態上會變成旁觀者角色。

星希亞將過去的抗癌歷程集結成書，分享給大眾，以鼓舞所有抗癌鬥士們的意志，並喚起眾人對健康的重視，這與身披白袍醫者的志向，其實是完全相同的，所以我也很樂觀其成。

這書除了記載了星希亞的治療過程，也寫了不少抗癌時該注意的飲食與生活型態的調整，這些都是很critical（關鍵）的要點；罹癌之後飲食與生活型態若沒有調整到正確的方向，治療時便可能事倍功半，甚或造成反效果。這書很值得推薦給想要知道如何抗癌、防癌的人拿來參考，我想你讀了之後多少會讚嘆一下，要邁向抗癌勝利組是有一些基因或脈絡存在的；而我們只要肯努力學習、模擬這些策略，多少會有一些成果。

當然這也適合劇作家們參考，畢竟星希亞人生故事之峰迴轉折，還真帶著不少洋蔥。

〔專文推薦〕

面對癌症，請帶著微笑

王俊傑
林口長庚醫院放射腫瘤科副主任
長庚大學醫學系副教授

從沒在診間裡看過星希亞，但我相信，她會屬於我心中治癒率最好的那群癌友，他們從進入診間開始，總是帶著微笑。

為什麼同樣的治療，有些人有效，有些人沒效？有的人治療時苦不堪言，有的人怡然自得？最常聽到的就是體質問題，但體質是什麼，沒有人說得明白。從很多病友，包括本書作者的經驗，覺得也許沒辦法定義體質，但「生活的態度」決定了體質。體質好，治療才會有效，體質好，才能抓住存活曲線的長尾巴。與星希亞接觸的過程中，她教給我的，就是生活態度的重要。而微笑，是好的生活態度的最基礎。

別覺得這僅是無稽之談，許多科學研究已經證實，沮喪、憂鬱、壓力大等，會造成免疫力的下降，而這幾年抗癌舞台上的新星——免疫治療，更證明調控免疫反應，能在某些癌症上看到令人稱奇的效果。早在一九六〇年代就有研究顯示，用放射線治療在免疫不全小鼠身上的腫瘤，需要兩倍的劑量，才能達到與免疫力正常小鼠相同的控制效果。在化學治療方面，也有類似的結果，好的免疫力能讓化學治療的效果更好。這些研究說明，抗癌的過程，醫生只能幫一半的忙，另一半需靠病友自己。

這並不是說癌友應該要整天鑽研相關資訊，在什麼能吃什麼不能吃等議題中苦惱。本書中有不少的飲食建議可供參考，但也是僅供參考，畢竟每個人病情不同，體質不同。然而正常作息、規律運動、保持好心情，是維持健康的基本，眾人皆同。書中提及的心願清單，更是與我在門診時建議病友規劃行程，回診時報告旅遊心得的做法不謀而合。別在意清單的內容如何，沒多少人比得上星希亞的精彩，從立志爬週遭的小山，或許是個不錯的開始。曾有位子宮頸癌淋巴復發，侵犯大腰肌而苦惱的年長病友，治療中我要求她每個週末都要坐捷運出遊並回報，因為她自從生病後，出門只剩為了看病做治療。雖然僅是與家人坐捷運逛了逛台北市，但心情放鬆後身體也好了起來。過了許多年，她仍是笑著進入診間，還是勝利組裡的一員。

很幸運認識了星希亞，她不僅鼓勵了許多癌友，也給我一個典範來面對癌友與家屬。看著她美西之旅從優勝美地寄來的明信片，還有書中一張張帶著笑容的照片，深深相信，這本書不僅是對癌症病友有幫助，也能給身體健康、無病無痛的人，一些深層的啟示。

改變生活的態度，就從現在開始吧！牽起心愛人的手，給個微笑，一起規畫一個屬於彼此的冒險！

〔作者序〕

不只要活，還要活得更加精彩！

——星希亞

Cincia

在分享我的抗癌經歷前，先來談談我是怎樣的人：個性急躁、事事力求完美，「拼命工作拼命玩」是我向來抱持的生活態度，總愛把行程排得滿滿，覺得這才叫做充實的人生；三餐不定時吃、無規律運動、又習慣性晚睡，或許就是因為過度操勞自己的身體，終於有天它以激進的方式向我提出抗議。

二〇一二年生日剛過，收到了老天給我的一份大禮，從單純的久咳不癒到肺炎，最後確診為肺腺癌四期，生命從此有了大轉彎，也讓我的人生計畫脫了序。

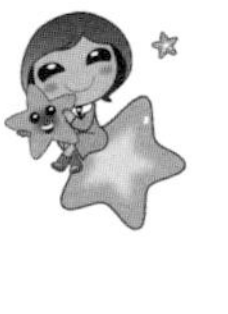

抱著虛弱的身體，我還是努力收集資料並大量閱讀相關書籍（當然很多都要靠親友的幫忙，當時體力非常差），希望從別人成功的經驗學到正確的抗癌做法。只是看到存活率的數字—肺腺癌四期的五年存活率為4％，心中還是不免感到害怕，但只能安慰自己，只要存活率不是0％，就表示有努力的空間，就有活下去的機會。

然而病情惡化速度相當快，肺積水、腳水腫、不間歇的咳嗽讓我無法平躺睡覺，依賴氧氣機的頻率也逐漸提高、甚至需要吃嗎啡止痛，最後醫師拿出DNR（放棄急救同意書），要我趁自己還有意識的時候簽署，我第一次感覺死亡這麼地接近。我邊寫邊掉眼淚，母親也哭了，泣不成聲地說：「我一定會叫醫師想辦法救妳，做母親的，怎麼可能就這樣看自己的女兒離開?!」病房被死亡的低氣壓壟罩，沒了生氣，只聽見自己內心的呼喊：我好想活下去！

主治醫師已經在病房外對我母親說：「請做好心理準備。」病房內的我則完全是靠意志力在支撐。幸而後來化療藥物在我身上起了作用，加上運用書籍上獲得的資訊，我嚴格執行飲食控制並徹底調整生活作息，身體恢復狀況十分良好，主治醫師還曾稱讚說，我的復原力在他的病患中排行前三名。

我個人的心得是配合醫師積極治療很重要，癌症沒有特效藥，不要病急亂投醫，甚至花大錢買抗癌祕方，到頭來只是花錢又傷身而已。想要找回身體的主導權，自己一定要改變，改變心態、飲食、生活作息等，才有可能改變結果。

三年多的抗癌歷程，我不敢說自己做得很好，但我已經努力改掉大部分過去不好的習慣，設法讓自己遠離罹癌因子。飲食方面，不吃炸物及加工食品、少吃三白食品（白米、白糖、白鹽）、遠離甜點（偶而還是會嘴饞偷吃幾口）、大量食用當季蔬菜水果、肉類以白肉為主；為了食用安心，也在家種植青花椰菜苗，每天早上先來杯蔬果汁，再加上自製的豆漿，既營養又美味。此外，配合每日規律的運動和作息，現在的體力甚至比生病前還好，也變得不容易感冒。

如果該做的都已經做了，配合醫師積極治療、心吃動睡（心態、飲食、運動、睡眠）都調整了，盡了自己最大的努力，那接著就是「聽天命」，看老天爺怎麼安排了。我一直很相信「天助自助者」這句話，我們得自己先幫助自己，才能夠指望別人、或是上天來幫助我們。

罹癌後我的人生觀改變了，面對未來的不確定性，讓我更加把握每一天，盡情享受生命；我列出了自己的心願清單，然後逐項去完成它，把可能留下的遺憾降到最低。高空彈跳、考取潛水證照、學滑雪板、爬萬里長城、到西班牙看高第建築、帶母親去京都賞櫻等，都是我在罹癌期間完成的心願；有些心願則是在朋友、甚至不認識的網友協助下完成，這讓我覺得非常溫暖與感動。

寫部落格、舉辦戰友分享會、成立臉書抗癌社團，這根本不是我原本的人生規劃，卻讓我認識了不少並肩作戰的癌友；面對共同的敵人，更能體會彼此的心情，大家相互扶持與交流資訊，培養出來的革命情感是那樣的單純而美好。而透過社團的力量，戰友卡斯柏成功達成五千人連署，順利讓衛福部重視癌友訴求並承諾修法，最快二〇一六年二月開放「癌症細胞免疫療法」，將提供癌末病患多一項的治療選擇跟機會。生病後，我很愛聽劉若英的一首歌：〈繼續—給15歲的自己〉

繼續走下去　繼續往前進
路旁有花　心中有歌　天上有星
我們要去的那裡　一定有最美麗的風景
Oh～都不要放棄　都別說灰心

不要辜負心裡那個　乾淨的自己
痛到想哭的時候　就讓淚水洗掉委屈

我們要相信自己　永遠都相信
來到這個世界　不是沒有意義
我們做過的事情　都會留在人心裡
會被回憶而珍惜

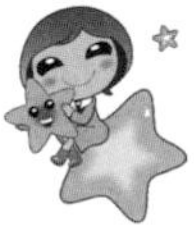

沒有人規定罹癌後的人生一定由彩色變黑白，我們絕對可以活得跟沒有生病的人一樣，甚至更加精彩。而我們做過的事情，會一直留在他人心裡，被回憶而珍惜！

〔增訂版序〕

塞翁失馬，焉知非福

——星希亞

卓別林說：「用近景特寫，生活就是一齣悲劇，而你退遠幾步，用遠景來描繪生活，就是一齣喜劇。」

用特寫鏡頭看七年前的我，虛弱地躺在病床上，依賴氧氣機幫助呼吸；被宣判罹患末期癌症，住院醫師要我簽署「放棄急救同意書」，而我的母親因為過度悲傷而一夜白髮，全家都籠罩在一片愁雲慘霧中。任誰遭遇這樣的情況，肯定都覺得人生糟糕透了。

而用長鏡頭看這些年的抗癌路，雖然病情起起伏伏，腦部腫瘤和水腫的問題不時困擾著我，但大多數時候我都能有很好的生活品質；確診迄今，

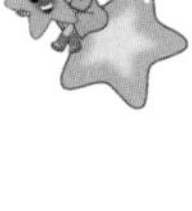

感覺身體極度不舒服的時間估計約二千二百個小時，占七年的3.6%，表示有超過96.4%的時間我是屬於無病痛狀態，可以自由地去做自己想做的事情。於是，我繼續工作、繼續從事喜歡的休閒嗜好，繼續飛往世界各地旅行，不同的是，癌症讓我成長了許多。

因為罹癌，我體悟到生命的無常，人生唯一不變的就是變，讓我有機會真正實踐「做最好的準備，最壞的打算。」除了配合醫師積極治療外，我也從飲食、運動、作息等方面去改善自己過去不好的生活習慣，並且做好隨時離開的準備。唯有當自己準備好了，才能無後顧之憂地去做那些想完成的事情。

因為罹癌，我認知到健康的重要，也更懂得如何照顧自己的身體，雖然目前飲食上大多是假星媽之手準備（笑～）。現在的我，不僅氣色和體力都明顯比生病前來得好，連免疫力都大幅提升，具體表現在近幾年流行性感冒盛行期間，在沒有打疫苗、沒戴口罩的情況下，我幾乎都能全身而退（這事千萬不能讓星媽知道:P）。健康絕對是人生最大的財富，幸好老天在我的健康帳戶即將透支前，狠狠用力敲醒了我，否則也沒有這本書的存在了。

因為罹癌，我感受到自己身邊充滿著愛，周圍的人如此在乎我的存在，親朋好友願意為我的付出遠遠超出我的想像。往後每一天，我更珍惜身邊的所有人，除了將更多時間留給他們，也會適時把愛和感謝說出口。

因為罹癌，我學會活在當下。泰戈爾說：「如果你因錯過太陽而流淚，那麼你也將錯過群星。」面對生命的不確定性，不去想未來身體狀況如何，專注當下，把每天都當成生命的最後一天來活。於是，我積極完成人生的心願清單，1.0版心願清單共四十六項，達成二十六項，隨著心境的不同（覺得自己應該可以還可以活很久XD），有些項目已非自己想追求，預計近期重新規劃2.0版，為下一階段的精采人生設定目標後，勇敢前行。

因為罹癌，我收穫了寶貴的友誼，從部落格到臉書抗癌社團、粉絲頁，感謝有不少癌友和家屬一路相伴迄今。正如我成立癌友社群「抗癌戰友

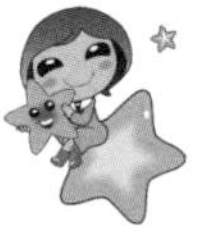

會」時分享的「雁行理論」，整個雁群一起飛和雁鳥單飛相比，至少增加71%的飛行距離；我也希望癌友在抗癌道路上能夠結伴而行，相互關懷、分享交流和彼此協助，就像野雁成群飛行般，一起走得更好更遠。

因為罹癌，我擁有了前所未有的人生體驗，第一次出書、第一次上電視和廣播、第一次受邀雜誌採訪、第一次公眾演講、第一次成為影片中的主角，雖然很多都是在神經緊繃的情形下完成，表現也差強人意，但每次經歷都是我生命樂章上的音符，譜成了一首《星希亞快樂抗癌曲》。二〇二〇年東京奧運聖火傳遞的主題為「Hope Lights Our Way」，我也因自己的抗癌故事獲選成為火炬手，感到無比的開心和光榮。

因為罹癌，我學會欣賞自己的美好。阿德勒說：「認同、接受自己的不完美；認同、寬待對方的不完美。」他認為：不完美也沒什麼不好，這樣才有人味，也是可愛之處。化療時的月亮臉和水牛肩、放療時成了「光頭星」，標靶藥物副作用影響，又再變成「胖大星」；但我清楚知道，無論我的外表看起來是什麼模樣，我的內在本質還是原來那個愛笑又可愛的我。

因為罹癌，我懂得為他人付出。莎士比亞說：「僅僅一個人獨善其身，那實在是一種浪費。上天生上我們，是要把我們當作火炬，不是照亮自己，而是普照世界；因為我們的德行尚不能推及他人，那就等於沒有一樣。」這一路走來，得到的愛和關懷真的很多，滿懷感激的同時，我在部落格紀錄自己的抗癌點滴，希望能幫助癌症病患和家屬建立正確的抗癌觀念，同時也能從我的文字中獲得滿滿的正能量，走出黑暗、看到希望。

上帝關了一扇門，必為我們開另一扇窗，你可以選擇拘泥於關了的門，也可以選擇珍視開了的窗；可以選擇看見「失去」，也可以選擇看見「獲得」。我選擇了後者，因而成為了更好的自己，你的選擇呢？

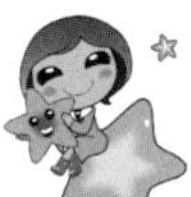

〔前　言〕

只是咳嗽，怎麼變成癌症末期？

人生不會給你預警，當眼前一片晴空萬里時，你不會知道，下一秒鐘，你的人生即將風雲變色，時間拉回二〇一二年……

咳嗽怎麼治不好？

一如往常，每到了秋冬我總是很容易生病，只要辦公室有人感冒，我幾乎無可倖免，這個冬天仍舊上演著相同的戲碼，一再被傳染感冒然後又痊癒，只是這次咳嗽症狀怎麼都好不了？

二月開始咳嗽，在住家附近的診所換了好幾間就診，有醫師推測可能是慢性支氣管炎或是支氣管過敏，但試了多種藥物，咳嗽情形仍未見改善。我心想：好吧！台語不是有句俗話說：「醫生驚治嗽」嗎？（註1）咳嗽有時候真的很難醫治，我就耐心一點，往後都不喝冰涼的飲料，看看能不能快點痊癒。就這樣過了三個月，這段期間除了西藥之外，也吃了不少川貝冰糖燉梨湯，但咳嗽症狀依舊，而且似乎還有加劇的現象。

五月下旬在同事提醒下，前往大型教學醫院進行檢查，當時選擇了胸腔內科門診，醫師安排胸部X光及肺活量檢查，檢查結果一切正常，醫師說我肺功能非常好，要我不用擔心。我開心地和同事分享這個消息，當下大家都覺得不可思議，因為我真的咳得很厲害，肺功能怎麼會很好呢？但當下我也沒有多疑，想說檢查一切正常就好，無須庸人自擾。

六月中，咳嗽仍持續著，我心想會不會是鼻竇炎所引起的？再度前往當初檢查的醫院，這次改掛耳鼻喉科門診。其實我在二〇一一年已經看過耳鼻喉科，當時醫師告知我罹患慢性鼻竇炎，需要動內視鏡手術清除異常或發炎的黏膜組織，但因為當下沒有明顯症狀，便沒有立即安排動刀，想說這是慢性病，等到真的不舒服再來處理就行。這已經是第二次因為鼻竇炎需要開刀了，第一次是在大學四年級時，當時住院了四天。

將症狀及胸腔科檢查的結果告訴耳鼻喉科醫師後，他判定可能是鼻竇炎造成鼻涕倒流，刺激喉嚨而引起咳嗽，如果想要痊癒，手術治療還是有必要的。為解決困擾已久的咳嗽問題，我當場同意開刀，當時天真地以為鼻竇炎手術完成後，就不會再咳嗽了。於是，八月初接受了鼻竇炎內視鏡手術，這次一樣住院四天。

術後一週回診，詢問醫師為什麼我還是一直咳嗽？

「可能是因為鼻腔裡面還有黏液，等到全部排出就不會咳了。」醫師回答。

「醫師，我左邊的肩膀腫起來了，怎麼會這樣？」我問道。

「應該是妳咳嗽咳太久、太用力，所以肌肉拉傷腫起來。」醫師回答。

但對於我說「肩膀腫起來」的部位，他連摸都沒有摸。

註 1：意思是，醫生最怕替病人治療咳嗽。

事後證明並不像他說的那麼單純。其實這時候醫師如果多點警覺性，就可以知道那是淋巴結腫大，危機可大可小，嚴重的可能是癌症徵兆，但我的醫師卻輕易地忽視了，只能說大醫院的醫師也不見得百分百可以信賴。

生日當天，和幾位同事吃午餐順便慶生，由於不時會劇烈咳嗽，飯後便聽從他們的建議，前往位於民權西路的「防癆協會」進行檢查。防癆協會是胸腔專門科，就醫的好處是可以立即知道X光和抽血等檢查結果，不像大醫院通常都要等一週再回去看檢查報告。結果顯示，我的肺部有發炎的現象，且白血球數目很高，醫師判定可能是肺炎，便開立抗生素給我，但也不排除肺結核的可能性，因而同時也將我的痰拿去送驗，要我回去等候通知。

幾天後，身體感覺更加不舒服，於是向公司請了假，再次前往防癆協會就診。X光片看起來，肺部發炎的現象愈發嚴重，這次醫師要我立即住院治療，並考量家人照料的方便性，建議我就近在住家附近的衛生署立臺北醫院（註2）治療。我就這樣住進了臺北醫院，主治醫師為簡醫師，他是防癆協會推薦的醫師。

肺炎治療前需要先做細菌培養，幾天下來，細菌沒有培養出來，抗生素也愈換愈強；但症狀非但沒有改善，身體感覺更加不適，不僅完全沒有胃口，有時更是虛弱地無法起身，晚上也要仰賴氧氣機才可以入眠。

一個多星期過去了，簡醫師來巡房時說道：

「應該不是肺炎，如果是肺炎的話，用了這麼強的抗生素，肺部發炎的情況一定會有改善；妳需要再做進一步檢查，像是斷層掃描、支氣管鏡等，不過我們這邊只有斷層掃描，需要的話，我可以先幫妳安排。」

胸腔斷層掃描結果顯示，右下肺葉有腫瘤，簡醫師懷疑是肺癌，建議我到醫學中心做進一步檢查。

被告知的當下覺得腦袋一片空白，怎麼會這樣？我開始自我安慰：腫瘤也分良性和惡性，先不要自己嚇自己；雖然如此，仍忍不住上網搜尋肺

註 2：現已更名為「衛生福利部臺北醫院」，簡稱「部立臺北醫院」。

癌的相關訊息，初期有什麼症狀、如何治療、存活期等，看著看著心裡仍不免一陣慌張。

要不要如實告訴家人？內心掙扎了一下，但後來想想如果真的罹癌，一定也隱瞞不了，雖然知道家人會擔心，但我還是決定據實以告。公開這個消息後，全家人均籠罩在陰影下，二姊則是不斷安慰我：我們沒有肺癌家族病史，一定是良性腫瘤，要我不要擔心。

簡醫師詢問我要轉診哪家醫院，此時毫不猶豫地選擇臺大醫院，因為過去曾有幾次不明的腹部疼痛，看了幾間大醫院都查不出原因，最後才由臺大醫師診斷出為「腎游離」，自此之後我就對臺大醫院有著強烈的信賴感。同時也請簡醫師推薦幾位臺大醫師，簡醫師共給我四個名單，最後選定古醫師，原因很單純，因為他的門診日期最近，我想我沒有太多的時間等待了。

前往臺大醫院就診

死黨小琪請假陪我去臺大看診。古醫師看了斷層掃描的資料，再摸到我左鎖骨上的淋巴結，臉色突然一變，說：

「我要立即幫妳安排住院檢查，因為有些侵入性的檢查，住院做比較安全，但目前病床全滿，所以妳先回家等候通知，而有些非侵入性的檢查，如腹部超音波，可以先安排。」

看到古醫師的神情，驚覺可能真的大事不妙了！但我此時什麼事也沒辦法做，只能帶著不安的心情回家了。

臺大很快就通知可以住院，住院時的主治醫師為王醫師，王醫師告知需安排支氣管鏡及切片檢查。公司主管的弟弟（長庚放射腫瘤科主治醫師）告訴我，做支氣管鏡檢查時會很不舒服，建議要求自費半身麻醉，但詢問結果，臺大醫院認為支氣管鏡檢查在病患意識清醒下相對比較安全，所以沒有提供自費麻醉，除非是一般健檢才可安排。

天啊！怎麼會這樣，連要自費都不行！泣～

檢查前，住院醫師也表示檢查過程會很痛，據說比照胃鏡更痛（因為他本人也沒有經驗），想想支氣管比食道細很多，這樣的說法也合理。

帶著忐忑不安的心情進入了檢查室，雖然有在喉嚨噴痲藥，但實在很不舒服，旁邊檢查人員一直要我忍住不能咳嗽，因此我的身體不斷顫抖，真想直接昏過去算了。最後只聽見醫療人員在對話：

「老師，病患一直在流血，很難採樣。」

「嗯！支氣管發炎得很厲害，那沒關係，就不要採樣了。」

終於，這痛苦的檢查宣告結束了，但結果是徒勞無功，沒有採到樣本。回到病房，見著醫師後連忙緊張詢問：

「剛剛支氣管鏡檢查好像沒有採到樣，該不會還要再做一次吧！」我身體微微發抖著，仍心有餘悸。

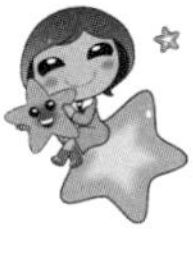

「不用了，我們會安排頸部淋巴切片，同樣可以判斷。」醫師回答。

當下真的鬆了一口氣，支氣管鏡檢查實在太恐怖了，我完．全．不．想．再經歷第二次！

可能打從心底認為自己的腫瘤不會是惡性的關係吧！這次住院心情很輕鬆，主治醫師來巡房時，總是看到我拿著平板看卡通，還對我說：

「妳好像每天都很開心喔！」

「這當然啊！沒事幹嘛要不開心勒！」我笑笑回答。只能說生性太過樂觀，完全沒想到自己即將面臨的危機。

晴天霹靂的消息

檢查結束後，就出院回家等待切片結果。正當我悠閒地躺在家裡沙發上看書時，接到臺大醫院的通知，說切片檢查結果確診為「肺腺癌」，要安排我後天住院，再接受進一步檢查。

聽到當下真覺得好像被雷擊中，每年的健康檢查都沒有紅字，我一直堅信自己是健康寶寶，所以並沒有很擔心檢查結果，沒想到這樣的事情竟然發生在我身上；雖然我向來對於死亡這件事並沒有太大的恐懼，但一想到生命可能隨時會結束時，淚水仍忍不住落下，我還有很多想做的事情沒有完成，怎麼會這樣!?

躲在房間大哭一場後，告訴自己不能這麼軟弱，拭乾淚水，開始想辦法準備要長期抗癌；第一步就是上網搜尋相關資料，發現令人驚訝的結果：**九成罹患肺腺癌的女性都不吸菸，而肺腺癌又尤其好發於東方女性身上，與基因變異有極大的相關**。

隨後，也將這個惡耗告訴全家人，因為我知道需要有家人的支持，才有機會打贏這場戰役。家人們個個都十分震驚與難過，很難接受平日元氣十足的我，怎麼一生大病就是罹癌。姊姊們努力安慰著我，要我堅強面對，她們會做我最強大的後盾，也相信我一定會順利克服難關。後來我才知道，媽咪還特地囑咐姊姊們在我面前不可以掉眼淚，所以她們都只敢在

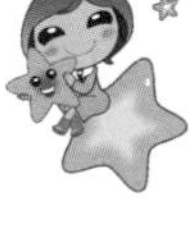

背後偷偷地哭。

此時還不確定癌症期數，打電話詢問主管弟弟，也就是長庚放腫科王醫師，他告訴我：由於癌細胞已經移轉到對側鎖骨淋巴結，所以期數是三B期以後了。和多數肺癌病患一樣，發現時都已經是晚期了，後來查資料才知道，其實只要開始有咳嗽症狀，通常就是三期以後！這也太恐怖了，根本讓人措手不及！

要及早發現肺癌，最好的方式就是進行「低劑量電腦斷層掃描」，它能檢查出一公分以下及毛玻璃狀的病灶，一般X光只能看到一公分以上的腫瘤。但由於費用不便宜，一般人的健檢通常不會涵蓋此項目，多半僅有胸部X光檢查；但胸部X光實在很難早期發現肺癌，以我的例子來看，除了每年的定期健康檢查，五月下旬在大醫院檢查的結果才說肺功能一切正常，沒想到三個月後就檢查出罹患晚期肺腺癌，這樣的發展實在叫人很難接受。

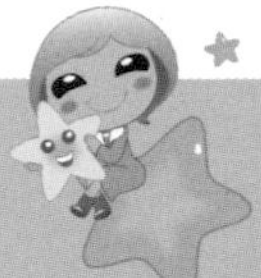

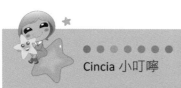

Cincia 小叮嚀

從自身發生的案例，深深感受到「慎選醫師」的重要性。如果五月時胸腔科醫師多點警覺，其實就可以建議我自費做低劑量斷層掃描；耳鼻喉科醫師如果更加謹慎，就不該漠視我脖子上的淋巴結。

但除了倚賴醫師的判斷，最重要的是，病人自身應有更多的危機意識，必要時前往其他醫院就診，尋求第二、甚至第三意見，才不會像我一樣延誤了病情。

既然遇到問題，追究責任也沒有太大的意義，唯有正視問題、以正向心態積極對應，才是處理事情該有的態度。大家共勉之！

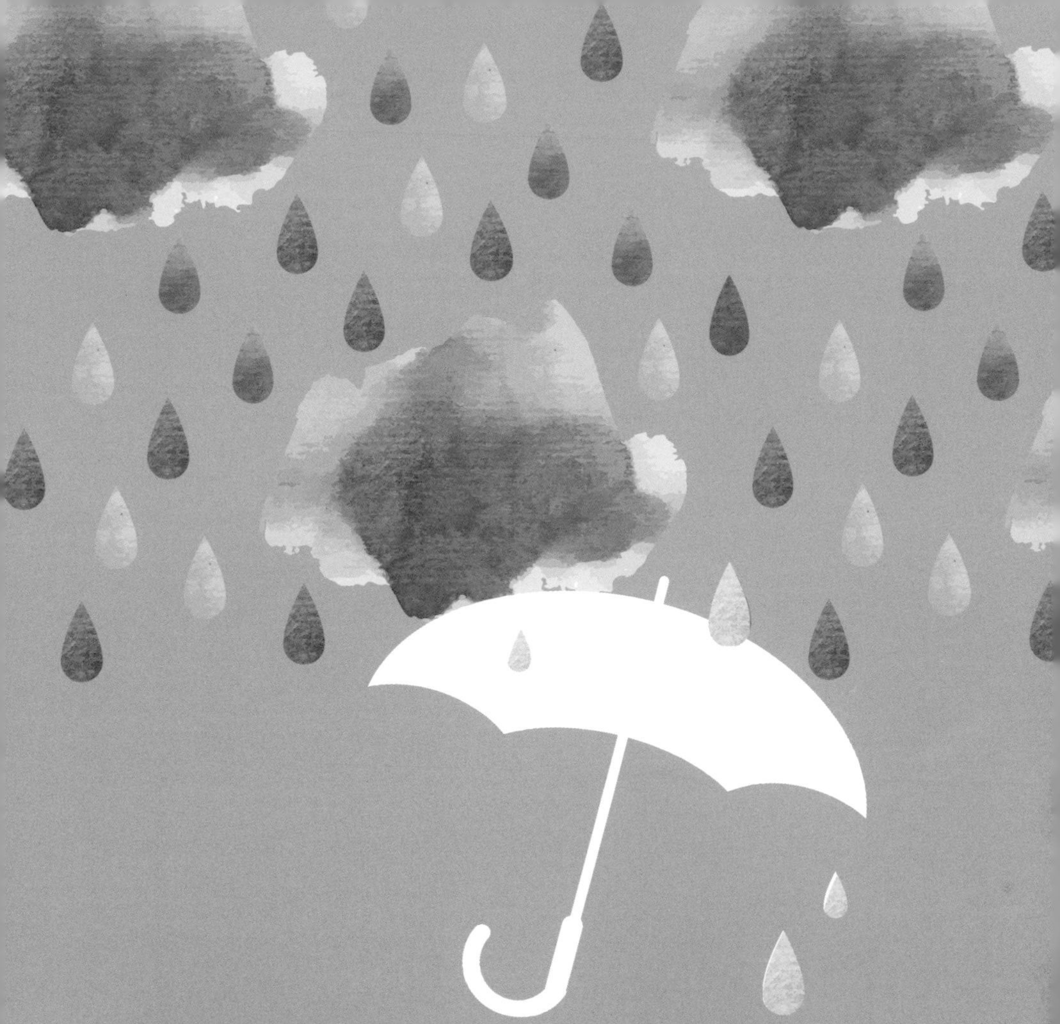

Chapter 1

接受治療
努力站上 4% 長尾巴

治療的過程很辛苦，

但就像下雨時，我期待晴天一樣，

我相信等在後頭的是美好的結果！

肺癌四期的五年存活率為４％（註３），我的目標就是要確定自己位於存活曲線的長尾巴上。我認真蒐集相關資料，和醫護團隊討論治療方案，積極接受治療；我還年輕，我看不出來我哪點不能成為４％的存活者！

確診後的 Action

接到確診通知兩天後，再次住進臺大醫院，此次住院主要目的是檢查癌細胞有無移轉，判斷期數後才能決定治療計畫。入院當天也進行了ＥＧＦＲ（註４）基因篩檢，若確定是ＥＧＦＲ基因變異，第一線用藥就可以採用標靶藥物治療。一般來說，標靶治療只針對具特定基因變異的患者才有效，較具專一性，而化療則適用於全面性的患者，不受限於基因突變與否。

此外，因肺癌容易移轉到腦部、骨頭兩部位，所以醫師安排了骨骼掃描和腦部斷層掃描。但除了腦部和骨頭，家人和我也擔心癌細胞可能移轉到其他部位，故要求做進一步的正子斷層攝影檢查（註5）；臺大醫院的正子攝影需自費，醫師告訴我們正子攝影非必要項目，但為求心安，我們還是決定自費檢查，花費四萬二千元買個踏實感，絕對值得！

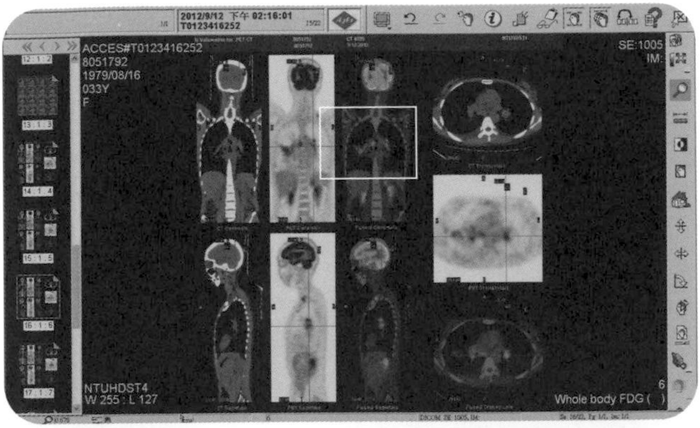

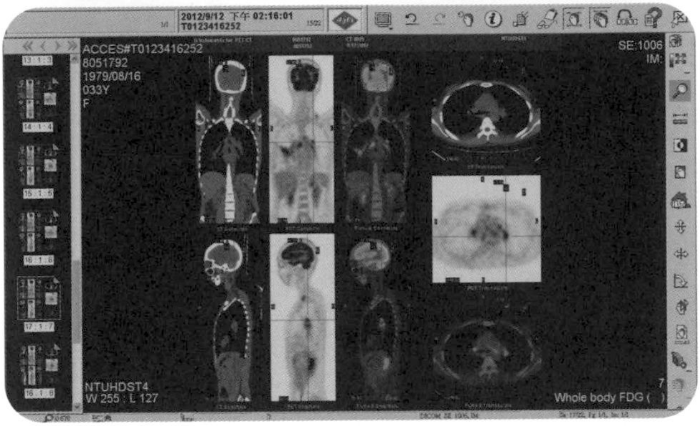

正子攝影的結果。
（上圖）框起來的地方兩側肺葉都有亮點，也就是都有癌細胞，
（下圖）兩側脖子的淋巴結也都出現亮點。

註 3：2004~2006 年，肺癌第四期五年存活率 4.59% ，2007~2009 年，肺癌第四期五年存活率 5.58%。資料來源：衛福部國民健康署癌症登記系統。

註 4：EGFR（Epidermal Growth Factor Receptor，腫瘤組織表皮生長因子受體）

註 5：做了正子攝影檢查就不需要進行骨骼掃描了，但腦部斷層還是需要的。

而這次住院除了原先的王醫師之外，院方又為我安排了另一位主治醫師——廖醫師，因為我已經確診肺癌，所以需要一位肺癌專長的醫師，今後我的治療計畫都將由廖醫師為我排定。這段期間我竟然有兩位主治醫師耶！Cool！和廖醫師幾次接觸下來，感覺他不僅有耐心，對於我提問的任何問題都不厭其煩地回答，看待病患任何狀況都很細心處理，真的是位值得推薦的好醫師！事後證明真的是如此，當他的病人愈久，愈覺得喜歡這個醫師。

原先以為自己應該是三B期，因為除了嚴重咳嗽、對側淋巴結腫大之外，沒有其他症狀；沒想到正子攝影結果出來，癌細胞已經移轉至對側肺葉，故醫師判定為第四期——就和多數癌友一樣，往往發現時已經是晚期肺癌了。

廖醫師告訴我，我的情況已經沒有辦法開刀，因為兩側肺葉都有癌細胞，總不可能把兩邊的肺葉都切除吧！只能靠化療或標靶來治療（一般而言，肺癌三A期以前才適用手術切除，但也要評估手術是否能完全消除腫瘤）。

我不死心，儘管人在臺大住院，仍向醫院請假外出，前往臺北榮總諮詢；我選擇胸腔外科許醫師的門診，許醫師看完正子影像，也向我表明無法開刀，因為癌細胞已經擴散，要我趕快去接受其他的治療。這時候我才徹底對手術治療死了心。

至於該怎麼決定一線治療要用化療或標靶？就完全取決於基因檢測的結果了。等了一星期，九月中旬基因檢查結果終於出來，確定我不是EGFR基因突變，因此沒辦法吃標靶藥物（當時ALK〔註6〕標靶藥物仍未上市，就算檢查出為ALK變異也沒有藥可吃），聽到當時真想飆罵髒話，是老天爺對我太厚愛了嗎？連標靶也不讓我吃，看來就剩下化療一途可以走了。

廖醫師對我說明治療計畫，第一個療程會施打化療藥物愛寧達（Alimta）合併順鉑（Cisplatin）。健保署審核化療藥物大約需要一個星期，因為身體狀況日漸惡化，此時走路已需要人攙扶，體重也明顯下降，為搶時間治療，家人表明想自費打第一次化療的意願。

註6：ALK（Anaplasic Lymphoma Kinase），間變性淋巴瘤激酶。

後來卻發現行不通，因為注射愛寧達要在一星期前施打維生素B_{12}，也就是我們還是要等到一週後才可以打化療，這樣自費也沒有意義，健保的藥物屆時應該也核准了。且我肺部還有感染，所以廖醫師反而建議不要太急著化療，先讓肺部感染的情況穩定下來再治療，對我會更好。

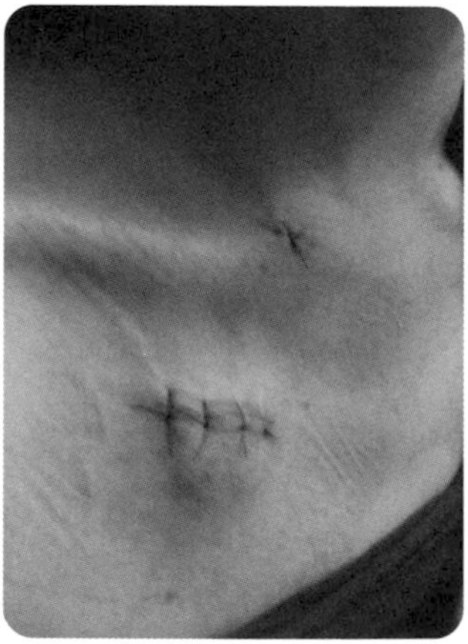

為了日後長期的化療，手術植入人工血管。

決定使用化療後（實際上也沒有其他選擇），便安排了人工血管手術。植入人工血管算是很小的手術，為什麼我這樣說？因為手術的過程都還可以聽見醫師在閒話家常，差點連我都想加入一起聊天。手術過程約莫三十分鐘，共縫了五針，因為是局部麻醉，可以感覺到醫師在「切開」和「縫合」自己的皮膚，雖然不會疼痛，但心裡就是覺得怪怪的。

人工血管手術隔日，醫師告知我可以出院等候，化療藥物批准下來會通知我，於是就辦理出院手續回家休養。

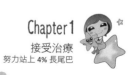

Cincia 心情小記

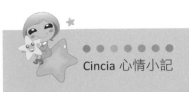

許多親友得知我罹癌的消息都十分震驚，因為我向來給人健康、有活力的形象，喜歡戶外活動，也無不良嗜好……好啦！我必須承認有時候作息不正常，但這也是多數年輕人的習性吧！

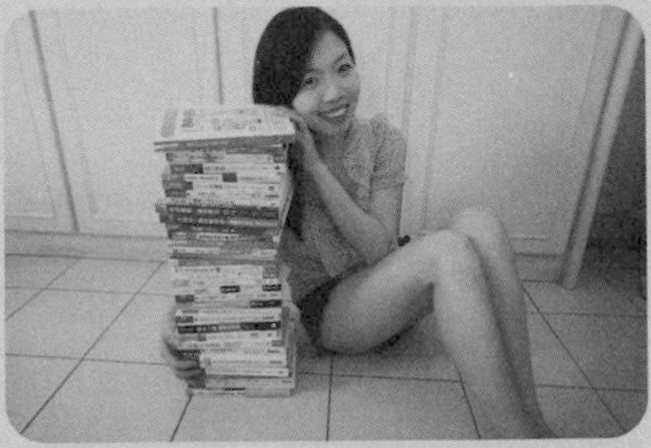

抗癌養生書籍，助我獲得許多有用的治療及保健知識。

這次住院，因為確診罹癌，許多親朋好友、主管同事紛紛前來探視，訪客絡繹不絕，窗台上抗癌、養生相關書籍也一下子堆高了起來。隔壁病床的看護還問我說：「妳訪客也太多了，這樣有辦法好好休息嗎？」但我向來就喜歡熱鬧的氣氛，尤其在這種時刻，我更不想一個人，孤寂感很容易讓人胡思亂想啊！

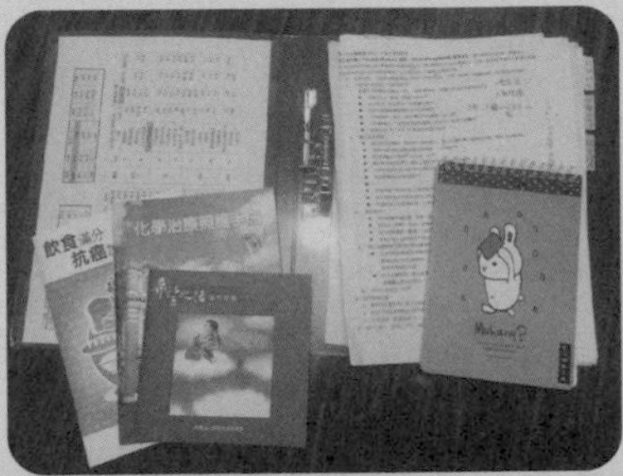

好友為我做的抗癌筆記，方便我記錄就醫過程。

除了家人無微不至的照顧，死黨小琪、瑜芳也幾乎天天下班就往醫院跑，除了幫我蒐集了許多相關資料，甚至還做了一本抗癌筆記給我，替我記錄下整個就醫過程。親友的關懷真的是最好的安慰劑，因為我知道，這條抗癌的道路上，我並不孤單；也因為大家的關心和陪伴，讓我更能堅強面對接下來的挑戰。

開始治療之路

按照院方排定計畫，我先待在家裡休養，等候通知再前往醫院打化療。此時雖有服用藥物，但這些藥物都只是抑制症狀，而不是針對病灶治療；也因此，身體的不適感益發加劇，常常一咳嗽就是十幾、二十分鐘停不下來，晚上也無法平躺入眠，因為一平躺就會劇烈咳嗽。家裡不像醫院有電動病床可以調整床鋪傾斜角度，於是我就用多個枕頭堆疊起來，讓自己比較好睡，但通常還是得依賴氧氣機才能入眠。

後來甚至開始持續發燒，家人心急了，打電話到臺大護理站詢問，護理站建議我們可以透過急診管道住院。出院不到一星期我又前往臺大醫院報到，因為沒有病床，只能先在急診室待著。急診室不時傳來其他病人痛苦的呻吟聲，而自己幾乎沒有間歇的咳嗽聲，想必也干擾到其他人，小小的急診休息區躺了十來位病人，各種聲音此起彼落，我幾乎整晚都無法入眠，身心處於極度疲累的狀態。

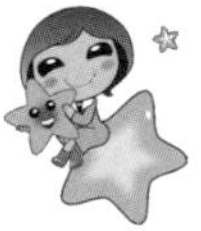

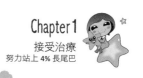

幸運的是，隔天就等到空床位，我再度回到胸腔內科病房，真有種從地獄被解救到天堂的感覺。人很奇妙，住院的時候拼命想出院，身體不舒服時又設法想住進醫院，只是教學醫院人滿為患，病床可是一位難求，常常是出去容易進來難，病人只能自求多福了。

咳嗽症狀愈來愈嚴重，醫師說是因為肺積水變多了，需要進行引流，簡單來說就是將肺部的水抽出來。住院醫師先推來一台超音波機，在背部確認「扎針」的位置，打了局部麻醉後，便開始引流。此時媽咪說她不敢看，於是跑到窗戶邊，我自己也看不到，所以無法具體描述畫面，但其實整個過程並不感覺疼痛。一抽抽了近八百毫升的肺水，醫師將抽出來的肺水拿去化驗，在其中找到癌細胞，確認是惡性肋膜積液（Malignant Pleural Effusion, MPE），只要出現惡性肋膜積液，在肺癌分期歸類就是第四期，不過

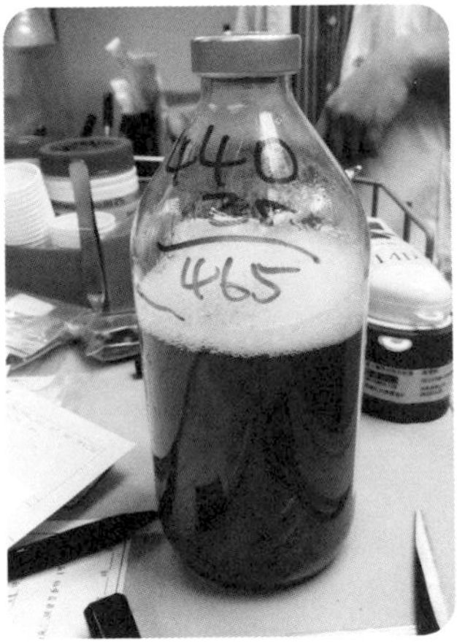

第一次抽出將近 800ml 的肺水

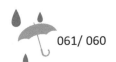

我早在之前就透過正子攝影確定癌症期別了！

隨著身體狀況每況愈下，止痛藥也由可待因（Codeine）換成了嗎啡（Morphine，註7），嗎啡的止痛強度是可待因的六倍，且嗎啡能抑制咳嗽反射，達到鎮咳的效果。我想很多癌友跟我一樣，聽到醫師說要吃嗎啡時，會擔心藥物成癮的問題，我也說出了我的擔憂，醫師解釋說：

「在正確使用下，嗎啡成癮的機率極低，但卻可以大幅減輕疼痛感，提升生活品質。」

醫師開立的劑量為十毫克／錠，每六小時吃一次。第一次吃嗎啡時，有種天旋地轉的感覺，頭超暈的，而身體的疼痛感確實明顯減輕了不少；我原先以為吃嗎啡會產生幻覺，跟電視劇中吸食毒品會出現幻覺一樣，事實上並沒有，虧我還事先交代媽咪說等一下我可能會胡言亂語，要她不要搭理我。

吃嗎啡最常見的副作用是便祕，因此醫師通常會同時開立軟便劑，住

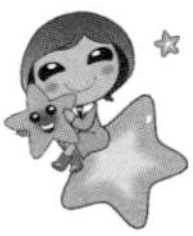

院醫師開立給我的是氧化鎂（MgO）。

這次住院還出現了可怕的症狀——腳水腫，雖然這不會讓我感到疼痛，但看到自己的雙腳腫得像兩個大「麵龜」，總是不免一陣擔心。主治王醫師說可能是缺乏蛋白質所引起，並不是很嚴重的問題；雖然醫師這樣說，但爸媽仍然不放心，要求醫師設法治療。最後在醫師的建議下，決定自費注射「白蛋白」，連續三天共打了九瓶，花了一萬多元，但水腫的情況仍未見改善，讓人不由得開始懷疑是否真的是因為缺乏蛋白質所引起？

後來王醫師跟我說：「白蛋白是由人的血液萃取出來的，所以和輸血一樣有風險，只是風險比較低。」

天阿！這麼重要的資訊怎麼沒有早一點跟我說？如果知道來源是他人血液，我一定拒絕施打。這次腳水腫不但花了錢沒有治好，還莫名其妙承擔類似輸血的風險，只能怪自己事前沒有問仔細了。

註 7：嗎啡和鴉片、海洛因、古柯鹼均屬於第一級毒品。

含淚簽下「不施行心肺復甦術意願書」

隔幾日，住院醫師拿「不施行心肺復甦術」（Do Not Resuscitate, DNR）意願書給我簽署，也就是俗稱的「放棄急救同意書」。住院醫師解釋，要趁意識清醒的時候自己決定。這點我同意，我個人也不贊成靠插管或呼吸器來維持生命，那樣活著一點意義也沒有，自己受苦就算了，對於照護的家人更是身體及心理的磨難。

但一看到意願書上面的文字：

「本人○○○，患嚴重傷病，經醫師診斷認為不可治癒，且有醫學上之證據，近期內病程進行至死亡已屬不可避免……」

淚珠禁不住在眼眶中打轉，感覺自己的生命即將走到盡頭，我還能活多久呢？我試過幾次問主治醫師，但總得不到答案。廖醫師只是回答我：「每個人狀況都不同，想做什麼趕快去做就對了。」聽到這樣的回覆，其實自己心裡也有數，當時的狀況真的不太好。

簽同意書的時刻，心情有些低落，我告訴媽咪：

「我簽了放棄急救同意書，如果哪天我真的病危，妳千萬要尊重我的意願喔！」

「管妳的勒，我一定要叫醫師想辦法救妳，做母親的，怎麼可能眼睜睜看女兒就這樣離開?!」媽咪想都不想直接回答我，語畢，開始哭泣。

我原先在眼眶中打轉的淚水，再也忍不住潰堤而下，媽咪和我分坐在病房的角落，兩人開始沉默，也不去接觸彼此的眼神，氣氛很沉重，連周

Cincia 心情小記

後來和住院醫師小尤成為了朋友，私下聊天時他告訴我，其實我這次住院初期狀況非常不樂觀，癌細胞擴散迅速，又因惡性肋膜肺積水導致呼吸困難，加上肺部又有感染，導致病情惡化速度太快，他們內部開會討論時都覺得我可能不行了，很多類似案例的病患都撐不過這關，幸而我順利熬過，不然現在大家也看不到這本書了！

我想年輕、體力好，應該還是有相對優勢在，呼～真有種鬼門關前走一遭的感覺。

圍空氣也像是凝結般……這個話題從此再也沒有出現在我們的對話中。

化療初體驗，既期待又怕受傷害

第一次打化療的心情是既期待又怕受傷害，期待的是化療藥物能發揮效果，順利將病情控制住；另一方面又擔心化療的副作用，之前都聽聞說打化療十分辛苦，有人甚至用「生不如死」來形容，心情難免覺得緊張。但期待的成分還是居多，我心裡自知，再不趕快治療的話，身體就要被癌細胞擊垮了。

愛寧達只需要打十分鐘，順鉑要打兩小時左右，但因為打鉑金類同時要施打大量的食鹽水（二千毫升），故整個療程約莫耗時四個半小時。施打過程中，我內心很平靜，專注地在感受身體有什麼變化，但其實注射當下並沒有特別感覺，除了化療需使用專門儀器來控制藥物打進體內的速度外，整個過程和吊點滴差不多。

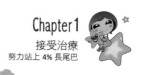

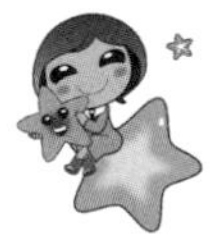

鉑金類藥物的副作用約在施打後二十四至七十二小時發生，主要會造成嚴重嘔吐、食慾不振等反應。果不期然，化療隔天中午我開始感到不舒服，也算不清楚吐了幾次，到後來連膽汁都吐了出來；但為了補充足夠營養，吐了還是得吃，吃完又開始吐，就這樣在痛苦的循環中度過了幾日。

相較於順鉑，愛寧達副作用小很多，但會讓皮膚變黑、暗沉，廖醫師事前並沒有跟我提到這項副作用，我是在照鏡子時覺得自己愈來愈黑，起初還以為是錯覺，後來詢問醫師才知道這是愛寧達的副作用，醫師還叮嚀我要做好防曬，不然會愈來愈黑。

聽完真讓人昏倒，以前愛美費盡心思在美白，想要仰賴一白來遮三醜，這下全都白費了，早知道那些花在買美白保養品的錢應該省下來才對！媽咪聽了我的哀號，完全沒有一絲同情，在旁邊冷冷說道：

「都什麼時候了，妳還管黑不黑，命要緊，能治好最重要！」

這道理我當然知道啊！但女人總是會在意自己的外表啊！嗚嗚……整

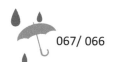

個人愈來愈黑，之後晚上出門就不怕沒有保護色了。

感謝上天，化療藥物對我產生了效用，在病況穩定後，終於可以出院回家休養，這次在醫院住了三個星期；能平安回家，真好！

漫漫治療長路

出院後第一次門診，X光片看起來肺部發炎持續有好轉，左側鎖骨淋巴結也縮小很多，廖醫師建議化療同時可以自費加打癌思停（Avastin，註8），對於治療會有幫助。癌思停費用一次要五萬多元，但因為我咳嗽還帶有血絲，當下也不適合施打（癌思停會影響傷口癒合），所以廖醫師讓我先考慮，需要的話，之後再追加。

由於費用不便宜，所以我也同時諮詢其他醫師的意見，得到的建議是：如果化療有效，就先用原化療藥物繼續治療，不需要加打癌思停。這樣的說法說服了我，於是我決定先觀察化療成效再做打算。

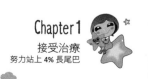

很快地過了兩週，又到了要打第二次化療的時候，這次是直接在門診打化療，不需要住院，其實一般施打時間不長的話，都是安排門診化療，我才打四個半小時而已，打完就可以回家休息，住院反而辛苦，且會增加感染的風險。

臺大醫院的化療室只有二十四張病床，如果晚點報到可能就沒有病床可以躺，排不到床位的病患只能坐在沙發椅上打化療。死黨小琪自告奮勇，說願意一早幫忙先去排隊拿號碼牌，讓我可以在家裡吃完早餐、營養品再出門；於是，每次的門診化療都是她先去拿號碼牌，我們再過去與她會合，有時看到她在排隊的座位上打盹，內心感到既抱歉又感動，朋友真的不需要多，在你最需要的時候，能遇上幾個願意助你一臂之力的，就已經足夠了！

在家休息了近三個月之後（此時已經打過三次化療），終於又回到公司上班，親友們對於我要回去上班這件事情有不同的看法，有人覺得應該要休息久一點，把身體養好再回去，不急著這幾個月；但也有人認為體力許

註 8：癌思停（Avastin）是一種抗血管新生的藥物，常與化療合併使用。

可的話，就可以回到工作崗位，一方面在家待著也無聊，一方面讓自己有事情忙，反倒會忽略生病這件事情。基本上我的想法比較傾向後者，在允諾會儘量每天準時上下班之後，家人終於同意讓我回去上班。

重回職場的感覺很溫暖，我們公司真的就像一個大家庭，同事間感情很好。休假期間很多主管、同事都輪流到醫院或家裡探視我，有人送來營養品，也有人寫卡片給我加油打氣等，家人都可以感受到公司濃厚的人情味。因為化療每三週為一個循環，公司特別准許我採取彈性工作時間，也就是化療當週休息，之後再上班兩星期。很感謝當時的直屬上司幫我爭取這樣的福利！

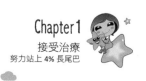

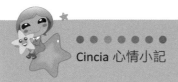

Cincia 心情小記

請假休養期間，有天接到了公司集團總裁祕書秋雲姐的電話，說要過來看我，原來是總裁得知有員工正在接受化療，特別交待她買營養品給我。當下真是超感動的，我只是一個小職員，總裁完全不認識我，竟然還這樣為員工著想，人也實在太好了，心裡偷偷給總裁一百個讚！

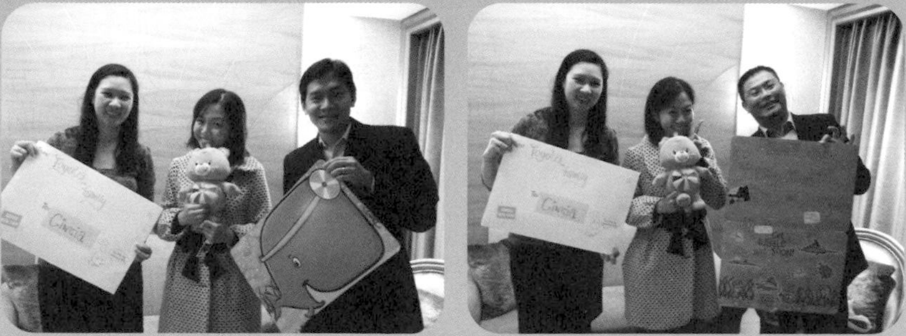

生病期間，新加坡同事來探望，帶來其他同事滿滿的祝福。

恢復狀況排前三名

十一月底又輪到三個月一次的斷層掃描（CT）檢查，這是治療後的第一次CT，有人說等待檢查結果的心情就像在等放榜，但其實身體狀況自己的感覺最準，再加上我每次回診，胸部X光片看起來總是一次比一次好，我幾乎有十足的把握檢查結果會是好的。一進到診間，廖醫師見到我就說：「進步很大喔！」

「真的嗎？怎麼個進步法啊？」我開心地問。

「那我們來看圖說故事吧！」廖醫師邊說邊操作電腦，把上回和這次檢查的影像，放在左右兩邊比較；這樣果然一目了然，最大顆的腫瘤縮小很多，治療前量測為兩公分多，這次要仔細看才可以找到，而鎖骨上淋巴結的腫瘤也都消失了，還有之前看起來「糊糊」的肺部血管，變得清澈許多，這就表示上面的東西（癌細胞）變少了。

哇！太棒了，看來我努力的方向是正確的，要繼續保持下去。但咳嗽

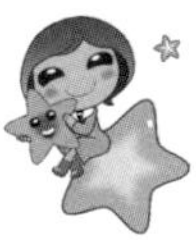

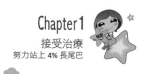

症狀怎麼還是持續？忍不住詢問廖醫師：

「片子看起來很好，那為什麼我還是會一直咳嗽啊？」

「我只是說妳進步很多，又還沒有完全好！」廖醫師回答。

當下真覺得頭上三條線。也是啦！肺部都還有小腫瘤，我太心急了點，至少現在看起來病情是往好的局勢發展，一定可以愈來愈好的；廖醫師說我在他的病人之中，恢復狀況排行前三名，聽了真覺得開心，這幾個月的努力有了收穫，我要繼續加油！

某次門診，廖醫師提議將之前的淋巴切片拿去檢驗另一種基因變異ALK，既然不用重新開刀當然我也欣然同意。檢查結果出爐，確定為ALK變異陽性，表示我可以適用標靶藥物ALK抑制劑。

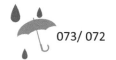

當時有一款ALK標靶藥物（Xalkori，截克瘤）在美國已經上市，但售價不斐，一個月要一萬元美金，等於一天要一萬元台幣，而標靶藥物可

不是吃一、兩個月就會痊癒，得長期吃下去直到出現抗藥性，就算有管道可以購買，現實中有多少人負擔得起呢？

「藥廠現在有提供截克瘤的臨床實驗機會，但我建議妳繼續打愛寧達，一來愛寧達對妳的治療效果很好，二來要是停掉愛寧達，以後健保就不會再給付同樣藥品。」廖醫師說。主治醫師都這樣建議了，儘管當下有機會參加標靶藥物試驗，也只好忍痛放棄。來日方長，只要我繼續活下去，一定還會有其他新藥的試驗機會。

終於順利完成了六次的化療，當中僅有一次因為肝指數問題延後一週，其餘都是按照表訂計畫進行，每三週打一次化療。廖醫師說鉑金類一般就是打四至六次，視病人體力而定，像我一樣體力好的病人，就可以打到六次，多打不會有好處。

「為什麼鉑金只能打六次？」我追問。

「臨床實驗的結果就是這樣，妳難道要挑戰嗎？」廖醫師丟給我一個

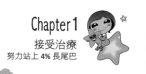

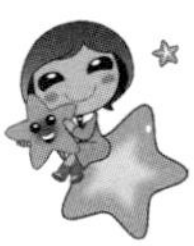

「妳很愛問」的眼神回答道。

這樣的答案果然立刻讓我閉上嘴巴，當然心裡也沒有希望多打，畢竟順鉑讓我吐得好慘，終於可以擺脫它了！（歡呼！）

廖醫師為我排定的後續治療計畫，是持續施打愛寧達做維持性化療，直到出現抗藥性後，再換另一種治療方式。

「愛寧達一般打幾次？」

「我有一位ALK陽性病患最多打三十七次，以三週打一次換算，可以打兩年多。」

「那三十七次之後呢？那位病患怎麼了？」

「他對愛寧達的反應很好，現在改吃標靶藥物，病情控制得不錯。」

嗯，我自己在心裡盤算，順利的話我也可以依循他的模式，化療出現抗藥性就改成標靶，但前提是標靶藥物不能太貴，不然我傾家蕩產也買不起啊！而新推出的標靶藥物定價有愈來愈高的趨勢，只能祈禱後續標靶藥物可以納入健保，或是有更多新藥試驗計畫可以參加，才不會遇上有藥卻沒錢買的窘境。

維持性化療，才打六次就出現抗藥性

接下來，就是做維持性的化療。維持性化療的施打頻率和先前一樣，每三週打一次，少了鉑金類藥物後，不再有噁心、嘔吐等副作用，施打的時間也很短，前後加起來三十分鐘能搞定，可以在門診結束後直接打化療，用不著跑兩趟醫院。

也因為副作用很輕微，這段期間可以很正常的上下班。愛寧達最令我在意的副作用，就是會造成色素沉澱，不上妝的膚色顯得蠟黃帶黑，如果是均勻的黑色素沉澱也就罷了，我可以樂當「黑珍珠」，無奈卻偏偏形成不均勻的色塊，臉上斑點更是多到嚇人，擦再多美白產品也是白搭，有時照鏡子真的會被自己嚇到。只好安慰自己，活著最重要，心裡同時盤算：

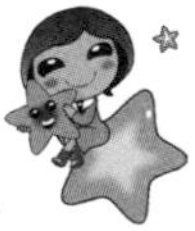

等治療告一段落時，我一定要去做雷射除斑，誰都不許阻攔我！

打完六次愛寧達，我發現左肩的淋巴結又再度腫了起來，且咳嗽頻率又開始提高，晚上睡前必須吃可待因才有辦法入眠，其實自己心裡已經有譜，這次檢查可能會有狀況了。果然X光片一打開，廖醫師告訴我肺又有積水了，且肺部影像呈現白色混濁，和前幾次清澈的片子一比較就差很多。怎麼會這樣？廖醫師說我是前三名的病人，怎麼會退步了呢？開始感到極度焦躁不安！

「這表示愛寧達已經出現抗藥性了嗎？」我問。

「嗯！一般出現積水就表示癌細胞已經不受控制，該換藥了。之前跟妳提到美國上市的標靶新藥截克瘤，台灣招募試驗對象的計畫已經關閉，不過妳運氣不錯，剛好有新的ALK標靶藥物（LDK378）在徵求臨床試驗對象，之前有幫妳驗過基因是符合的，且必須要一線藥物已經失效才可以，剛好妳都符合，也許有機會試試看。」廖醫師說。

我心想，這算是好消息嗎？我也不想一線藥物失效啊！

廖醫師隨即又說：「這個新藥的副作用很小，目前在第二階段試驗，所以我們有一些第一階段的試驗數據可以參考。」

「新藥有哪些副作用啊？我的頭髮會不會掉光，皮膚會不會更黑？」我問。果然，女生在意的點很奇怪，男生應該無法體會吧！

「會傷肝，約有10％的人肝功能會受影響，所以要經常抽血驗肝指數。」廖醫師回答。

在我表達想參加試驗計劃的意願後，廖醫師立即打電話給該計畫的研究助理，表示要幫我申請加入臨床試驗，看到自己的主治醫師對病患的治療計畫如此積極，真的很令人感動！要加入臨床試驗還需要進行一些檢查，此時廖醫師建議住院檢查以爭取時間，因為住院檢查速度快很多，同時也要趕緊安排胸腔和腦部斷層掃描，確認癌細胞有無移轉。

Cincia 心情小記

聽到「癌細胞不受控制」這樣的消息，雖然在診間表現還算鎮定，但走出診間外，還是忍不住偷偷掉了眼淚。維持性化療才打六次就出現抗藥性，説好的三十七次呢？（誰跟妳說好啊 ?!）完全出乎我的意料。一下衝擊太大，腦袋也開始胡思亂想，我想像我的生存期可以用公式來表示：

生存期＝ a 藥用藥期＋ b 藥用藥期＋ c 藥用藥期＋ d 藥……

Cincia **存活期**＝愛寧達 & 順鉑（4.5 個月）＋愛寧達（4.5 個月）+ ？

等到可以用的藥全部用過一輪，是不是就代表生命就……

天啊！我不敢再多想，只能自我安慰，因為肺癌死亡率高，各大藥廠投入大量金錢、人力在研發肺癌新藥上，可以期待肺癌新藥應該會不斷地推陳出新，不至於「彈盡援絕」才是。

上天給我吃標靶藥物的機會

這次一入院，住院醫師馬上告知當晚已經安排腦部和胸腔斷層，而骨骼掃描也排定好於三天後檢查，哇！忍不住要誇獎一下，臺大的效率真的很高。住院醫師確認我還沒有吃午餐後，隨即把我抓去抽肺積水，在病房內等我的媽咪還在想說我怎麼出去那麼久，壓根兒都不知道我已經在抽積水了！但也罷，反正媽咪也不敢看，她只要看到血就會害怕（雖然抽積水照理是看不到血的）。

這次肺積水抽了六百毫升左右，醫師說積水比預期中多，但顏色還算清澈，我轉頭一看，明明就是深褐色，這算清嗎？醫師說有人抽出來還會有血色，我這個算清了！但也不是用顏色深淺來判別病情嚴重與否，一切都要等化驗結果才知道。

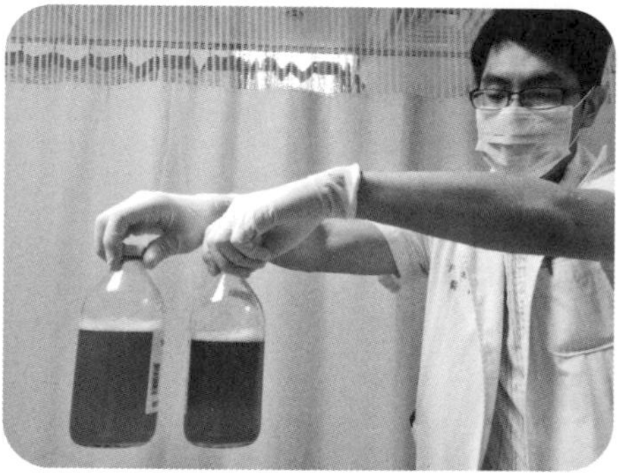

這次抽出約 600 毫升的肺水

下午廖醫師來巡房，跟我說明了一下後續可能的治療方式，倘若確認腫瘤真的惡化，我有三個選項可以選：

1. 爭取參加新藥試驗計畫（新ALK抑制劑-LDK378）

屬於第二代標靶藥物，計畫招募病患條件：(1)ALK基因變異為陽性；(2)腫瘤至少需大於三公分；(3)一線化療藥物無效。

第1項和第3項我都符合，但前次斷層掃描影像，我的腫瘤還不到一公分，所以恐怕會被拒絕。

2. 自費吃新上市的標靶藥物（截克瘤，Xalkori）

輝瑞（Pfizer）藥廠二〇一一年八月在美國上市的新藥截克瘤，具有ALK抑制的效果，台灣可以專案申請購買，定價為每個月新台幣二十八萬元（跟美國差不多，美國售價每個月美金一萬元）；據統計平均約十個月會出現抗藥性，沒有出現抗藥性的話就一直吃下去。我心裡盤算著，要是能一直吃下去的話也不知道該開心還是難過，開心的是腫瘤可以獲得控制，難過的是每個月要「燒」二十八萬元，這能撐多久啊？

3. 換另一種化療藥

可能採用太平洋紫杉醇（Paclitaxel）或歐洲紫杉醇（Docetaxel），但副作用會比之前單打愛寧達來得大，而且頭髮會掉光。

聽完三個選項後，我思考了約五秒，隨即抬頭跟廖醫師說：

「我看還是等完整檢查結果出來再來煩惱好了！反正我現在也還不能決定啊！」

「也是，今天晚上有安排腦部和胸腔斷層，我明天早上會再過來，到時候如果檢查結果出來，我們就可以決定下一步。」廖醫師回應。（我記得當天是星期五，隔天也就是星期六，廖醫師為了我的檢查結果還特地來醫院一趟，真的很關心病患）

我向來抱持的態度就是**不預先煩惱，但我會積極收集資料，充分掌握資訊**，等到該做決定時才不會措手不及，假使真的很難決定，就到時候再來傷腦筋，何必讓自己煩惱太久呢？

翌日早上，廖醫師出現在病房並帶來檢查結果，顯示腫瘤開始惡化，不僅許多小腫瘤又開始冒出來（我的原生腫瘤型態屬於體積小、但數量多且分散），最大一顆腫瘤於先前化療階段，已經縮小到斷層掃描影像照不出來（**註9**），現在長大到三公分。哇嗚！這算好消息嗎?!我已經符合新藥試驗計畫的收案條件啦！本來還擔心腫瘤不夠大，沒想到短短一個月的時間就快速成長，真有點嚇到……所以研究助理會趕緊將我的資料送去國外，期望能順利進入試驗計畫。

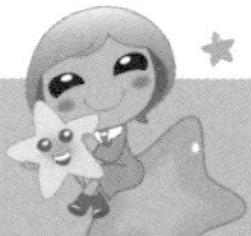

Cincia 心情小記

好友傳訊給我打氣，說一定是上天看到我的努力，所以給我吃標靶藥物的機會，說不定可以很快痊癒。雖說期望癌症四期能痊癒是種奢求，但這樣的論點著實給了我正面思考的能量，抗藥性出現了，就換另一種治療方式，誰曉得療效說不定比原先的更好？

為了自己，也為了所有關心我的家人、朋友，我該做的就是再接再厲、繼續努力。

註 9：一般腫瘤尺寸小於 0.5cm 時，斷層掃描影像可能無法顯示。

再一次淋巴切片

幾天後臨時被叫回臺大醫院，研究助理在電話中也沒解釋清楚，說一切要等見到廖醫師，他會當面跟我說明。就這樣，懷著一顆忐忑不安的心來到了門診，等待接收不知道是好是壞的消息。

一見到廖醫師，他開門見山就說：「怎麼辦呢？檢體不夠，國外藥廠驗不出來」（因為參加試驗計畫，要把檢體送到國外藥廠檢驗是否為ＡＬＫ變異）。

「妳那時候淋巴切片怎麼會只切局部？」廖醫師問。

「當初醫師問我要局部切片，還是整個淋巴結拿下來？我問他兩者的差異是什麼，他說：『局部切片傷口小，不過可能會有沒採到癌細胞的風險，不過一般來說很少發生這樣的情況；整個淋巴結拿下來比較妥當，只是傷口就比較大。』於是就選了局部切片。」我據實回答。

我承認自己是因為愛美才選擇了局部切片，耳鼻喉科醫師用粗的針管打進脖子淋巴結來取樣，傷口並不大。如果知道後續常要拿切片去做檢測，我一定會讓他切下整個淋巴結，多切幾顆也沒關係，總比現在再切一次好！唉！千金難買早知道啊！

廖醫師隨即拿起電話幫我安排開刀事宜，還幫我跟外科醫師說：「這位病患是年輕的女性，比較在意自己的外表，疤痕的部分再拜託幫她處理好一點。」外科醫師則回應他會用美容針幫我處理。廖醫師實在太貼心了，知道病患在意的點是什麼，竟然還幫我提出額外的請求，開心開心！

沒想到只是拿取鎖骨的淋巴結手術，竟然需要全身麻醉！下午一點多就被推進手術準備室，但因為早餐將近九點才吃完，麻醉師說這樣風險比較高，一般手術前至少空腹六至八小時，要我晚一點再麻醉比較安全，因此我就在準備室裡躺了一個多小時才被推進手術室。由於是全身麻醉，手術過程完全沒有知覺，只記得意識清醒前的最後一刻，還特別拜託醫師傷口幫我縫漂亮一點，然後就昏過去了。醒來已經五點多了，正被推回自己的病房。真是辛苦媽咪了，她在手術室外等了超過四個鐘頭。

這次手術一共取出三顆淋巴結，檢體隔天就會用航空快遞送到國外，接下來就是等待國外的檢驗結果。希望能趕快通過審核拿到新藥，這樣我才可以恢復正常的生活，這段空窗期只能靠自己的免疫系統和意志力來抵抗了。加油！我一定可以撐過去的。

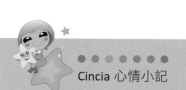

Cincia 心情小記

如果有癌友跟我一樣，考慮局部切片或是整個淋巴結拿下來，這時候可不要學我愛美選擇局部切片，就勇敢把整個淋巴結取下來吧！以後很多檢查都需要用到，每次切一點用量也是很大的，不如一開始就切大塊的檢體，省得以後還得再做第二次切片，更麻煩啊！

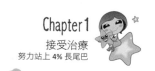

幸運成為新藥試驗計畫最後一位錄取者

從沒想過應徵白老鼠會這麼辛苦，藥廠要求將檢體寄到美國總部，由他們自行檢測病患是否具ＡＬＫ基因變異，台灣檢測的資料藥廠不予以採用。從美國總部收到檢體起算，要八至九個工作天才能完成檢測，而等待同時病患不能接受其他的治療，不然就喪失進入試驗計畫的資格。

這段期間廖醫師安排我每週回診，確認腫瘤是否有惡化，倘若真的情況嚴重，就必須放棄申請中的試驗標靶用藥，改以自費標靶藥物截克瘤，或採用其他副作用大的化療藥物來治療。

此時因為肺部開始積水，我幾乎每週要到超音波室報到兩次，抽取肺積水，每次抽取的量差不多近一千毫升，抽肺水對我來說就跟抽血一樣是家常便飯，差別只在於抽血可以自己去，但抽肺水一定要有家人陪同，因為相對而言風險還是高了一點。

伴隨著肺積水也出現胸悶、胸痛的症狀，有時會感覺很喘，而咳嗽的狀況也是時好時壞，嚴重時會引起噁心、嘔吐；有幾次搭捷運時因為突如其來的狂咳，吃的食物基本上已經吐到嘴邊，口罩也弄髒了，偏偏身上沒有袋子可以裝嘔吐物，只好硬吞回肚子或含在口中，感覺實在太噁心了。

治療空窗期唯一能仰賴的，就是「自身的免疫系統」。為了撐過這段期間，除了努力執行我的飲食療法，在營養補充品的攝取上，我吃的劑量都已經達到上限；每天還對自己的身體精神喊話：千萬要熬過去，等順利吃到新藥就可以恢復健康了。其實我也不知道自己能堅持多久，只能憑著信念走下去，相信自己一定可以平安度過這次考驗的。

等了三個多星期，臺大研究助理捎來好消息，我順利進入新藥試驗計畫了！我立即打電話跟家人分享這個喜悅。阿母！我終於有藥吃了！這簡直比錄取臺大ＭＢＡ、畢業找工作拿到第一份錄取通知更令人雀躍。

當時藥廠總共只開放四個試驗計畫名額，我剛好是最後一個錄取者，太幸運了！但其實最幸運的是，我遇到了真正為病患著想的好醫師——廖醫師。研究助理說廖醫師超級關心我，幾乎每天都要她追蹤藥廠檢測進

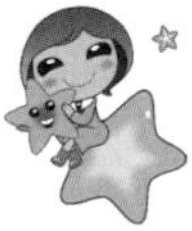

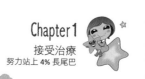

度、招募名額狀況等，讓她覺得壓力很大。實在覺得對研究助理感到抱歉，同時也暗自慶幸自己遇到了一位積極為病患治療的醫師，果然當初三姊拿醫師的名字去給師父「匹配」是有用的，哈哈！

於是，自二〇一三年七月二十四日起，開始了我的標靶藥物治療。

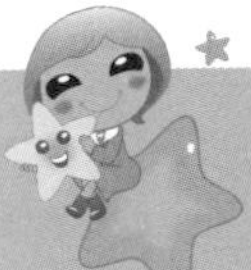

Cincia 心情小記

治療空窗期因為完全放任癌細胞自由，病情很容易就迅速惡化，來到不可收拾的地步。我遇過兩個戰友都是在等新藥的期間離開，一位明明狀況已經不好，但堅持不肯做化療，要等著進入標靶藥物試驗，只是藥沒等到，肺部就已經塌陷，急救也無法挽回性命。另一位則是幾乎所有的藥物都用過一輪，仍無法有效控制病情，最後檢查出為 RET 基因突變，這在肺癌族群中占不到 1%；後來雖然幸運吃到新藥，但因為治療得太晚，最後是因心包膜積水造成心臟衰竭，到主耶穌的懷裡沉睡了。

抗癌是場持久戰，癌友及家屬時時刻刻都不可掉以輕心，也要配合醫師密切追蹤身體的狀況，如果身體有明顯感覺不適，就要儘速回醫院就診，危急時，寧可放棄試驗計畫的機會，也要採取其他治療保住性命。留得青山在，不怕沒柴燒，治療計畫抉擇上還是要多聽取醫師專業的建議，過分堅持己見可能反而延誤病情，不可不慎！

標靶藥物的考驗：胃痛、嘔吐、腹瀉、皮膚過敏

標靶藥吃了一週後回診，廖醫師說癌細胞有比較少一點，X光片上的白點點少了許多，表示新藥有一定的效果；雖然我的咳嗽狀況只有些微改善，但胸痛倒是減輕了不少，看起來整體療效還不錯。心電圖、肝功能指數也都很正常。耶！我還擁有好心肝！

開始吃標靶新藥後，幾乎每天都會有胃痛、嘔吐的問題，最高紀錄一天吐了快十次，難免懷疑有多少藥真正被我吃下去。由於試驗計畫每兩週需要空腹抽血，抽血前一日晚上十二點以後就不能進食，當然包括抽血當日早餐也不能吃。我觀察到兩次的空腹抽血我都不會胃痛（當天也有服藥），當下懷疑胃痛嘔吐的問題可能和早餐吃的食物有關。門診時我將觀察到的狀況向廖醫師報告，他聽完就用略帶恐嚇的口吻說：

「我看妳還是調整一下早餐的食物，不然這樣一直嘔吐下去，我擔心人家（藥廠）不讓妳繼續吃藥。」

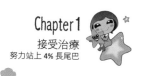

聽完我趕緊表示回家會和媽咪商量調整早餐，現階段可不能被踢出實驗計畫啊！不然沒藥吃怎麼辦？討論的結果，決定先將一千毫升的蔬果汁改成五百毫升的蔬菜汁外加一杯豆漿或黑木耳露來試試看。沒想到一試奏效，胃痛和嘔吐全沒了，果然兇手是水果，我想是水果含有太多酸性成分了，而我服用的標靶藥物也會造成胃酸分泌增加，兩者加在一起的結果就是胃承受不住，然後出現反胃、嘔吐現象。

自從調整早餐食物後，止吐藥不用吃了，咳嗽也逐漸改善，因此可待因的劑量也愈吃愈少。再次回診時，醫師說肺部狀況改善許多，癌細胞減少不少，我想這應該是藥物終於開始作用了吧！之前可能因為嘔吐的關係劑量不夠，止吐後才開始發揮藥效。灑花～活蹦亂跳的日子離我不遠了。

好不容易熬過兩星期嘔吐及胃痛的藥物副作用（體重一下掉了三公斤），原以為已經雨過天青，再來就是等著新藥去殺死癌細胞，我的咳嗽就會慢慢改善，沒想到身上開始出現紅疹，從脖子開始，沒多久就擴散到了全身，其中以四肢出疹情況最為嚴重。

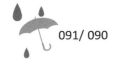

廖醫師不敢斷定紅疹是藥物引起或是食物過敏，因為試驗用藥的副作用並沒有紀錄這項。研究助理幫我安排皮膚科朱醫師的門診，朱醫師一看到就說是典型的藥物過敏，吃新藥常會出現類似反應。當下我覺得疑惑，問道：「我已經吃新藥要滿三週了，如果會對新藥過敏，不是應該早就發作了嗎？」

「吃新藥不會一、兩天就引起過敏，如果一吃下去馬上有過敏反應，那我反而覺得是食物或其他原因造成的。很多人吃新藥都是一、兩週後皮膚才開始有反應，有時也會兩、三週才發作，這都是因為妳的免疫系統不熟悉新藥，等到免疫系統認識它就會好了，這就像妳交新朋友一樣，要相處一段時間，兩個人才會熟識啊！」朱醫師風趣地回答。

我心想：天啊！等它們當好朋友，這要等多久啊？我實在癢得好難受！詢問醫師多久會好，得到的答案是：「不一定，要看個人體質。」這聽來也合理，每個人狀況差異那麼大，他怎麼說得準？又不能給我太大的希望。於是除了標靶藥物，又開始增加皮膚過敏的口服藥和外用藥，真覺

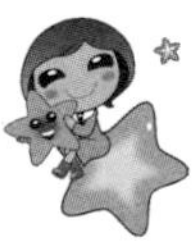

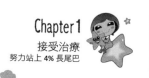

得自己快變成藥罐子了。

新藥適應期間真的很辛苦，和化療比起來，我個人覺得吃標靶藥物還更難受。化療打完後儘管會嘔吐和全身無力（這裡是指初期有打鉑金類藥物時，如果單單只施打愛寧達，幾乎沒有感覺），但不舒服感就僅止於打完的那兩、三天，之後體力就逐漸恢復了。而化療期間由於白血球也被殺死，抵抗力差，所以外出都要儘量戴口罩，起先常有缺氧的感覺，尤其在室內通風不佳的狀況下，甚至有快窒息的感覺，但久而久之也就習慣了。

然而吃標靶藥物卻是每天的折磨，但這種不舒服感又不至於難受到需要請假在家休息，因此吃標靶藥物的同時，我還是繼續上班。起初每天都會胃痛、嘔吐，幾乎午餐吃完後就又全吐出來，真的是「白吃」了一頓。隨著早餐內容的調整，嘔吐情形改善了不少，卻開始拉肚子，一天五、六次是常有的事情；天啊！非得要我選擇從上面吐或是下面拉這樣是吧！但也只能自己碎碎唸，為了活命藥還是得繼續吃。

試驗計畫要求每兩個月要進行斷層掃描追蹤，確認藥物的效果。第一次檢查結果出來，廖醫師開心地告訴我情況改善很多。耶！承受這些痛苦果然都是值得的，當下超興奮的，很想拉著廖醫師轉圈圈，不過他應該不會想理我吧！廖醫師雖然常擺出一副「請乖乖當個病患，不要老提出一些奇奇怪怪的問題」的臉給我看，但他每次都還是不厭其煩地回答我問題，這算

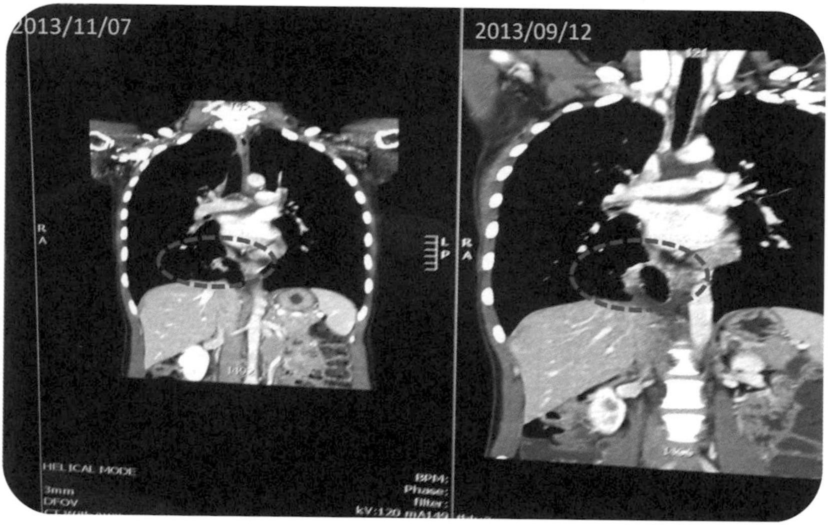

CT 影像比較。
右圖為吃標靶藥物 50 天後的影像，圈起來處為腫瘤部位。左圖為 11 月時的影像，對照之下腫瘤尺寸更明顯縮小了。

是「面惡心善」的例證嗎？哈哈！

三個月期間，歷經嘔吐、胃痛、腹瀉、皮膚嚴重過敏等副作用，體重掉了五公斤，身體總算較能適應新藥；除了三天兩頭還是會胃痛之外，胃口大致已經恢復正常，體重也趨於穩定不再往下降，果然生命是會為自己找到出口的。

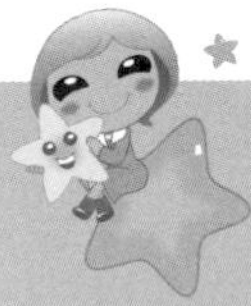

Cincia 心情小記

漫漫治療長路，說不辛苦是騙人的，痛到想哭的時候，就做些讓自己開心的事，我喜歡搜尋旅遊資訊、看卡通，藉由注意力移轉來忽略身體的病痛。

中間我也一度想逃避，想自己停藥，但想到停藥的後果不堪設想，我能夠拿命去賭嗎？不行！我還有很多想做的事、想圓的夢，一定要撐下去，為了自己，也為了關心我的家人、朋友，我要盡自己最大的努力，讓生命延續，看人生這條路能夠讓我走到哪裡。

克流感差點要了我的小命

二〇一四年初，公司尾牙活動甫結束，身體出現了反覆高燒的情況，媽咪帶我前往臺北醫院進行篩檢，確定為B型流感，醫師表示需要服用克流感。我趕緊拿出一張禁用藥品清單給醫師，請他避免上頭所列的藥物。醫師查了一下，克流感不在上頭，故開立克流感外加退燒用的普拿疼給我，並交代克流感要十二小時吃一次。

回家吃了克流感後，很安心地回到床上睡覺，以為流感就快要痊癒了，殊不知更慘的還在後頭……

休息了兩天仍無力上班，上網查了一下資料，B型流感對克流感的反應沒那麼快（跟A型比較起來），因此我就自己解釋：所有的不舒服感都是因為克流感尚未發揮效果的關係。但怎麼好像更不舒服？這個念頭一產生，立刻被自己否定，心想：「一定是我感覺錯誤，怎麼可能會更不舒服？」但整天幾乎是吃什麼就吐什麼，連喝水都吐出來，身體愈來愈虛

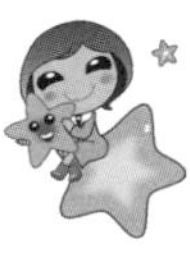

弱；媽咪看不去了，堅持要帶我去打點滴，於是又來到臺北醫院報到。

這次醫師表示要幫我驗一下白血球數，抽完血後便坐在急診室的椅子上打點滴，沒錯，是坐著！因為病患太多，我連張病床都沒有分配到，可憐兮兮地在椅子上吊點滴，上半身根本無法直立，只能虛弱地倚靠在媽咪肩膀上，直到某位護理師看我的狀況很糟，終於「賞」給我一個床位，能躺下總算是舒服很多，不然我已經快撐不下去了。點滴打到剩下三分之一時，醫師走過來跟我說，建議我立即住院。

「咦？流感有需要住院嗎？」我問。

「不是因為流感，妳的肝指數過高，最好要住院觀察。」醫師說。

「肝指數過高？是多高啊？」我又問。

「GOT驗出來是一千八百九十四單位（IU/L），應該是急性肝炎，我們會趕快幫妳安排病床。」醫師回答。

碰！突然感覺被打了一棒，什麼?!急性肝炎？我當下覺得應先聯絡一下臺大研究助理，請她幫我詢問廖醫師該怎麼處理。經詢問後，廖醫師指示：「克流感會傷肝，請臺北醫院的醫師開立 Relenza 來取代克流感。」於是趕緊去詢問臺北醫院的醫師，沒想到他說他們沒有這個藥物，只有克流感。

接著，廖醫師便要我回臺大掛急診，在急診室等病床。就這樣，我們又趕往臺大，此時已經晚上七點多，研究助理竟也前來急診室探望我，真是太負責了，這麼晚還留下來等我，並交代我標靶藥物暫停使用。在急診室待了一個晚上，隔天終於等到病床，在臺大這樣的速度算快了，只等一個晚上，媽咪還開玩笑說：「可能因為妳是常客吧！」

媽咪此時還十分鎮定，直到她突然問我：「肝指數正常是多少啊？」（我想她預期我會說出幾百的數字）

「正常差不多四十單位。」我說。

「什麼！正常四十，那妳一千八百多，這樣不就爆肝了！」媽咪突然大喊了起來。

我心裡想，「不然妳以為醫師隨便就要我住院喔！」此時媽咪才開始擔心起來，不斷問我爆肝會怎樣。還能怎樣？就下台一鞠躬了吧！

「妳怎麼會吃克流感呢？克流感會傷肝，使用其他藥物前先聯絡一下研究助理嘛！」廖醫師巡房時問道。

「拜託，禁用藥清單上面又沒有克流感，我有乖乖聽話帶在身邊，醫師開藥前我都會拿給他看。」我回答。

「也沒人知道克流感影響會這麼大，畢竟妳吃的標靶藥物也還在試驗階段，但以後禁用藥清單可能會多這一項。」廖醫師說。

此時心想，果然我是白老鼠耶！提醒後面吃這個標靶藥物的人，最好不要同時吃克流感，不然有爆肝的風險，我這隻看似健康的白老鼠差點就這樣丟了小命。於是，在臺大住院了四天，確定肝指數逐漸下降後，廖醫師才讓我出院回家。

在肝指數恢復正常（至少一百單位以下）之前，標靶藥物得暫時停藥。幸而三週後肝指數順利降到可吃藥的標準，不然我很也擔心停藥超過二十八天，被迫退出試驗計畫。同時也因肝指數超高標的影響，標靶藥物的劑量必須調降，由原先的七百五十毫克降為六百毫克，這樣預期藥物副作用會減低，應該算好事吧！只能希望劑量降低不會影響治療效果了。

Cincia 小叮嚀

使用藥物前一定要先詢問主治醫師，尤其是正在參加試驗計畫中的癌友，因為新藥的不確定性高，這方面更要特別注意，才不會像我一樣吃了克流感之後，引起急性肝炎，差點丟了性命。

這次事件同時也給我一個警惕，身體出現任何狀況還是要趕快聯絡研究助理，請她轉達主治醫師，指示下一步行動，隨便就醫或自行服用藥物，可能造成不可收拾的後果，不可不慎啊！

抗癌三周年的考驗：腫瘤移轉腦部

二〇一四年十月，腦部檢查的部分由電腦斷層改成ＭＲＩ（磁振造影），意外發現腦部竟有腫瘤，只是無法確定是確診時就有，或是近期才移轉的。

廖醫師說：「如果腫瘤早就存在腦部，只要不繼續長大或數量增加，可以暫時不處理，表示目前的用藥對腦部腫瘤有抑制效果；但如果最近才移轉，腫瘤就可能持續長大，到時候我們就得進行處理了。」

於是我們就每兩個月以ＭＲＩ追蹤腫瘤的變化。（**註10**）

從二〇一四年十二月的0.4公分、二〇一五年二月的0.67公分、到二〇一五年三月已經長至0.8公分了！這些數字是挑最大顆的來量測，我腦部腫瘤很多顆，到現在還是不清楚實際數量，從片子上看來有十幾、二十顆（廖醫師都不願意幫我數，泣～）；雖然還沒超過一公分，但成長速度真的還蠻快的，嚇死人啊！真想拜託它：可以長慢一點嗎？

註10：此為配合研究計畫每雙月追蹤腦部、胸部和腹部狀況，一般狀況為一季追蹤一次即可。

強烈懷疑最近常頭暈、頭痛跟腦部腫瘤有關，但廖醫師又說應該沒關係，好疑惑啊！打電話諮詢主管的弟弟（長庚放射腫瘤科主治醫師），他認為因為我腦部腫瘤較多分佈在小腦，的確是有可能會造成頭暈的，不過還是要看到實際 MRI 影像才有辦法判定。

這回廖醫師給我的選項有二：

(1) 繼續吃目前的試驗標靶藥物（LDK378, Ceritinib）加上腦部電腦刀；

(2) 參加新的標靶藥物臨床試驗（TSR-011）。

雖然 Ceritinib（LDK378）相較於第一代 ALK 標靶藥物截克瘤通過腦部的血腦屏障（註11）率較高，但就我的結果看來效果仍然有限，不然就不會發生腦部移轉；由於目前肺部原生腫瘤還是有控制住，因此可以繼續吃 Ceritinib，只是廖醫師建議腦部腫瘤先以電腦刀處理，這是考量到若腫瘤超過一公分再處理，副作用會比較大。

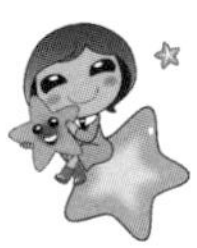

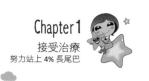

一般如果腫瘤顆數太多的話，通常放射科醫師會建議直接做全腦放療，廖醫師跟我說，他覺得我還年輕，擔心全腦放療對我影響太大，所以他已經和放射腫瘤科許醫師討論過，可以用電腦刀幫我處理，實在是「揪感心ㄟ」！

之後又找來 **TSR-011** 藥物的研究助理跟我說明試驗計劃的內容，該藥物目前是第一階段試驗，藥物試驗分三階段，第一階段就等於是動物實驗完後最初的人體實驗，感覺就像是白老鼠中的白老鼠，藥物的效果並沒有太多的數據可以參考，實在有種不安心的感覺！臺大要收十五個名額，那時已經收了七名，詢問了研究助理七名受試者目前的效果，得到的回答是：最久吃四個月，其中有一個無效，不過該病患先前已經歷多線的治療，所以狀況跟我的有點不一樣。

「如果你是我的話會選哪一個？」我問廖醫師。

「這很難講，我無法給妳建議，因為後果都是妳自己要承擔，所以妳

註 11：血腦屏障（Blood - brain barrier, BBB），也稱為腦血管障壁或血腦障壁，指在血管和腦之間有一種選擇性地阻止某些物質由血進入腦的「屏障」。腦血管障壁幾乎不讓所有的物質通過，除了氧氣、二氧化碳和血糖，大部分的藥和蛋白質由於分子結構過大，一般無法通過。（資料來源：維基百科）

要自己決定。」廖醫師回答。

唉！問了個明知道不會有答案的問題，但心裡還是渴望廖醫師多給我一點提示好做決定。然而，如果那麼容易選擇的話，廖醫師就不會給我兩個選項，而是會直接告訴我怎麼做，對吧？真是困難的抉擇，幸好這不需要馬上決定，還有時間回去跟親友討論及收集資料。

這次也深切感受到，原來廖醫師在我就診前不僅已經看過片子，並且也幫我找好了解決方案，真的很感激能遇到這麼為病人著想的醫師，實在是我命中的大貴人啊！當然還有試驗計畫的研究助理——至純，除了提供各式協助，可以感受到她是發自內心的關心我，而不是只把我當成計畫中的一個個案（一隻白老鼠），感覺就像有個天使隨時照顧著我，太幸福了！

後來很幸運在FB「抗癌戰友會」找到兩個參加TSR-011計畫的戰友，一個大哥吃了三個月，效果還不錯，腦部腫瘤看起來有縮小，另一個戰友才吃了一個多星期，還看不出成效，兩個人都說沒什麼副作用。我心想，真是太強了，難道這是天使藥嗎？不過副作用本來就不是我的主要考量，再怎麼辛苦咬牙都可以撐過去的，效果決定一切啊！得到這樣的資訊至少讓我對這個藥物多了點信心，只是若決定參加 TSR-011 試驗，後續如果效果不佳，連肺部的原生腫瘤都沒有控制住，我也不能回頭去吃 Ceritinib（因已退出該試驗計劃，除非自費購買），到時候就得再回去打化療了。

評估了當時狀況還算穩定後，我決定放手一搏，這次不選廖醫師給我的兩個方案，轉而嘗試「抗氧化療法」。抗氧化療法主要就是注射高劑量的維生素C和硫辛酸（兩者皆為抗氧化劑），就算真的無效，對人體也不會有害，就當作打貴貴的美白針就好；我的例行檢查是兩個月一次，所以我給它兩個月的時間，試試看能否抑制腦部腫瘤的發展，檢查結果剛好可以來驗證效果。

當然這樣的決定也有一定風險，如果這段期間腦部快速惡化怎麼辦？我自己打定主意，如果一覺得腦部有任何不對勁，一定要馬上衝回去找廖醫師。

於是就開始了為期兩個月的非正規療法，每週往返台中兩次，利用先前打化療的靜脈人工血管注射。兩個月共十八次的療程施打下來，在不更動其他變數的情況下（標靶藥物、營養品照吃），腦部腫瘤仍持續長大，但肺部腫瘤有縮小一點，證明了靜脈注射抗氧化劑無法抑制我的腦部腫瘤。但我也沒有否定抗氧化療法的效果，畢竟親眼見到其他的癌友已經被原先主治醫師放棄了，卻因為此療法而穩定控制病情，不過他們都是採用更積極性的動脈注射方式，預期效果本來就會比靜脈注射來得顯著。

看來腦部腫瘤的問題，還是得回歸正統西醫來處理了。

肺部腫瘤維持穩定，表示現在服用的標靶藥物對我的原生腫瘤仍有效，只是血腦屏障導致藥物進到腦部濃度低，因此腦部腫瘤才會無法控制，所以我還是可以繼續吃 Ceritinib。

這個時間點新標靶藥物 TSR-011 已經收滿受測者，計畫關閉了，看來這個藥物和我沒有緣分，只能跟它說「莎喲娜啦」。先前有癌友私下留言

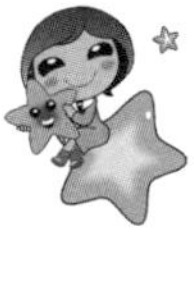

建議我先不要在網路上分享這個新藥計畫，可能會加速計畫名額收滿；也有癌友想自費購買 Ceritinib 來詢問管道，我建議她可以來臺大試試看有沒有加入 TSR-011 的機會，畢竟自費購買 Ceritinib 一個月要美金一萬三千五百元啊（約合台幣四十三萬）！真的非常燒錢！坦白說聽到癌友建議，當下我也想到所謂的「資源排擠效應」，但很慶幸自己還是能堅持與所有癌友分享的初衷，我相信上天會為我做最好的安排。

既然上天幫我刪去了一個選項，接著我只要專心思考要採用電腦刀還是全腦放療就好。

這次一樣會診放射腫瘤科許醫師，娃娃臉的他實在讓人猜不著年紀啊！遇過很多臺大癌友都是給許醫師治療，大家對他的評價一致都很高，而且我想既然是廖醫師推薦的，肯定跟他一樣是位好醫師才是。

「電腦刀和全腦放療可能的後遺症是什麼？」會診時我開門見山問許醫師。

「電腦刀容易復發，可能造成局部腦組織傷害、壞死；5%至10%會發生照射部位發炎引起水腫；以上風險隨腫瘤數量、大小而增加。而全腦放療人會疲倦、噁心、頭昏，頭皮紅腫、頭髮會全部掉光，沒有例外；也可能影響記憶認知功能。」許醫師回答。

「臺大主推電腦刀、榮總用加馬刀、新光用螺旋刀，對治療腦部腫瘤哪種最好？」我繼續問道。

「螺旋刀的治療範圍最大；加馬刀最精密、但定位時間也最長，多顆腫瘤的話非常耗時。」許醫師說。（其實許醫師解釋得更為詳盡，但當下腦袋記不住那麼多，筆記也來不及抄！完蛋了！還沒做放療就變笨了）

「如果之後腫瘤又長出來，電腦刀還可以繼續做嗎？」我又問。

「電腦刀沒有次數限制，要看有沒有需求性，做了會不會對病情有助益。不過其實依妳現在的狀況，我會建議全腦放療，妳看這區（小腦）集中這麼多顆腫瘤，電腦刀密集打對這區傷害也很大。」許醫師回答。

「如果採全腦放療的話，劑量如何？可以重複做嗎？」我接著問。

「標準療程為照射十次，劑量共三十格雷（GY）；這沒有次數限制，視有無治療需求。」許醫師說。

「全腦放療可以保護海馬迴再進行放療嗎？」我再問。

「臺大常規無保護海馬迴，因為無直接證據顯示遮住海馬迴一定比較好。目前有個試驗計畫就在進行這樣的研究，參加的話有二分之一的機率會遮蔽海馬迴，但同樣也是有一半的機會進入對照組。」許醫師回答。

「那我可以自費加碼保護海馬迴嗎？」我繼續問。

「臺大目前無此項目。且遮蔽了海馬迴也有風險，這區的小腫瘤會沒有殺到。」許醫師說。

「那我的海馬迴區目前有腫瘤嗎？」我接著問。

「影像看起來沒有。」許醫師再度仔細看了影像後回答。

雖說許醫師表示，沒有明確證據證明保護海馬迴可以降低腦部傷害，但這不就很像穿雨衣的概念嗎？沒有人保證穿上雨衣不會淋濕，但先穿上總是多一層保護，不然等到以後若發現遮蔽海馬迴確實比較好，不就回不去了嗎？

許醫師真的很有耐心地回答完我所有的問題，尤其在診間外頭都是病患的情況下，竟然還願意花這麼多時間對我詳細說明，無怪乎這麼多癌友都推薦他。

哭哭，要自費也不行……（這狀況好像很熟悉……對了！就是支氣管鏡檢查，當初我想自費麻醉，臺大也沒有）。為了我的腦袋瓜，我決定去其他醫院諮詢看看有沒有可以保護海馬迴的全腦放療。

結束和許醫師的討論之後，再度回到廖醫師的門診，告訴他許醫師的建議。

「嗯！這次我也是建議全腦放療比較安全。已經過了那麼久的時間，妳應該也心理建設完畢了吧！」廖醫師帶點輕鬆的口吻問道。

「也沒辦法啊！沒更好的選擇。上次演講遇到榮總蔡俊明主任，他有特別跟我提到全腦放療後，我現在吃的藥物 Ceritinib 通過血腦屏障的比率顯著提高。」我無奈回答。

「是啊！也不只 Ceritinib，ALK 標靶藥物都有此特性；即便像截克瘤本來不會進到腦部，但有照過全腦放療的人，藥物都有一定比例可以進去。」廖醫師補充說明。

好吧！這點可以稍稍撫慰我受傷的心靈。起碼後續藥物進到腦部的機會大幅提高，希望以後可以一勞永逸，讓我吃標靶藥物吃個十幾、二十年吧！雖然我知道這機率很低（**註12**），但有夢最美，哈哈！

之後我向廖醫師提出自己對全腦放療的顧慮，以及可能前往其他醫院諮詢，本來有點擔心廖醫師會反對，但他說：

註 12：平均而言，標靶藥物服用 10 個月就會產生抗藥性。

「對我而言，妳留在臺大進行放療的話，我比較能夠掌握妳的治療狀況，有問題可以快速反應；但我也希望妳能接受對妳病情最有利的治療，所以如果其他醫院可以滿足妳的需求，妳也可以考慮。」

聽完這番話真的超級感動的！雖然老天讓我生了這個病，但起碼還派了個守護天使來照顧我，讓我在抗癌這條路上可以保持勇氣、繼續前進。

之後我馬不停蹄帶著影像光碟，趕往榮總及長庚放腫科徵詢第二、第三意見，榮總建議螺旋刀（Tomotherapy），長庚建議銳速刀（RapidArc）。然後也看了不少篇的醫學期刊，就劑量分佈而言，螺旋刀優於銳速刀（**註13**），而銳速刀在病患有移動情況下，可以即時進行校正，某些情況下準確度會優於螺旋刀（**註14**）。

這次放射治療諮詢的醫師（臺大許醫師、榮總顏主任及吳醫師、長庚王醫師）全都超級優質，每位醫師都花費不少時間與我溝通說明，如果要從這點來決定治療醫院根本不可能。

又回臺大做了第二次諮詢，許醫師表示可以用螺旋刀來治療，這樣就能讓海馬迴的照射劑量降低；而臺大腦部螺旋刀的收費和榮總一樣，得自費十二萬元。許醫師之所以一開始沒有做這個建議，是因為這樣的做法當時尚處於第二階段的臨床試驗，還沒有被證實一定有效，故他不會主動建議病人自費治療，真是是為病人荷包著想的好醫師！我遇到的臺大醫師每個都是這樣，不以營利為目的，這應該也和教學醫院資源較多有關吧！

價格而言，螺旋刀要價十二萬元，銳速刀只要一萬六千八百元，兩者價差實在不小；但說實話，在可以負擔的情況下，價格不是我的主要考量，畢竟腦袋這麼重要的部位，就算效果只有好0.01%，我都願意多付錢，畢竟我是靠腦袋吃飯的啊（雖然內心也很渴望靠外貌賺錢，但有很高的機率會餓死），實在很怕傷到腦袋。不過許醫師說成人的智力不會有太大的影響，也不知道這是不是安慰的話，就姑且相信，這樣心裡也會比較安慰一點。

註 13：大部分情況下螺旋刀劑量分佈會優於銳速刀，但也可能銳速刀透過一種叫做 non-coplanar 的治療方式，也就是轉動病人躺的床，達到更好的劑量分布結果。

註 14：即時監測移動並非銳速刀原先的預設功能，林口長庚之所有能做到即時監測移動，是因為他們利用先前購買另一套設備（諾利刀）裡面的一個組套，因此並非所有醫院的銳速刀都可以做到。

這麼艱困的決定，與家人商議，大家也拿不定主意，最終還是回到原始的方式——以「搏杯」（擲筊）決定。問到臺大時，觀世音菩薩馬上應了三個聖筊，於是家人就決定留在臺大治療。（此時心想，如果早知道最後竟是用這種方式決定，那我幹嘛花那麼多心力讀Paper啊？不斷嘀咕著……）

於是就排定六月二十二日開始放療，每次劑量二百五十厘格雷（cGY），共計十二次、三千厘格雷（cGY）。

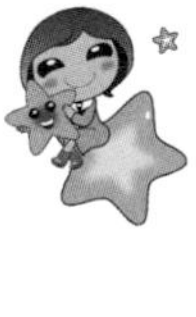

Cincia 心情小記

為了接下來的治療，事前先把頭髮剪短了，已經十多年沒留過短髮，突然覺得整個人好清爽，洗完頭也很快乾，怎麼之前沒有勇氣剪短呢？為了男人的長髮情節吧！自以為長髮飄逸的女人桃花運比較旺，結果自己反而是短髮造型更受歡迎，被搭訕的次數明顯變多了。所以人真的不要害怕改變，也許會有意想不到的收穫。

放療期間也向公司請了三個月的特別病假，除了在家休養，也順便再次檢視自己的抗癌行動，心裡覺得：“I must have done something wrong.”（註 15）不然為什麼腦部腫瘤控制不住呢？但沒關係，還有時間可以來好好調整，繼續為站上 4% 長尾巴而努力！

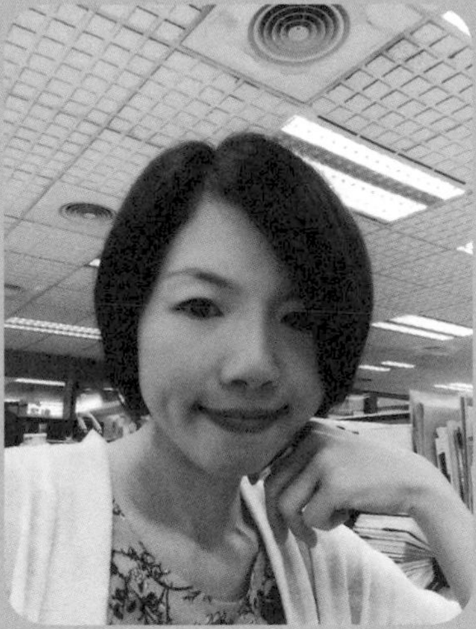

短髮造型在親友口中的評價很不錯呢！

註 15：中文：我一定有哪裡做得不好。

頑強的敵人

原以為透過全腦放療的地毯式轟炸，能將「敵人」全數殲滅，卻在隔年（二〇一六年）三月回診時，發現還有「餘黨」殘留……

一進放射科許醫師診間，就看到許醫師神色凝重，不若平常那樣笑臉迎人。我隱隱感覺山雨欲來風滿樓的氣息，詢問：「上星期腦部MRI的片子有怎麼樣嗎？」

「大部分的腫瘤都縮小，但有一顆腫瘤變大了。」許醫師開門見山說。

可惡！上次全腦放療沒有殺乾淨嗎？這腫瘤也實在太頑強了……

「長多大了？在什麼位置？」我壓抑內心的驚恐，繼續問。

「在顳葉（**註16**）的位置，現在大小差不多一公分，建議以電腦刀來處理。」許醫師說。

「真的確定是惡化嗎？可不可以等到下一次檢查結果，再決定如何處理？」我問。

「影像上是變明顯了，當然也有可能是腫瘤發炎導致看起來變大，但電腦刀處理一公分以下腫瘤副作用較小，所以我會建議下個月就用電腦刀處理掉；我有把妳的片子拿去和其他放射科醫師討論過了，他的看法也一樣。」許醫師回答。

「電腦刀副作用沒有全腦放療大，對吧？」我又問。

「照理來說是這樣沒錯，不過有5%至10%的人會引起腦水腫、發炎及頭痛的副作用。」許醫師說。

「下次檢查是三個月後，腫瘤如果真的惡化的話，會長很快嗎？」我再問。

實在不想又對腦部做放療啊！儘管這次是局部放療，但每做一次就是

註 16：顳葉主要功能聽覺，而且主管語言與長期記憶，尤其是語言的長期記憶。

傷害一次，好掙扎啊！

「這很難講耶！狀況差異很大，如果妳要等下次檢查結果也是可以啦！只是我想下個月就抓妳來打（電腦刀）。」許醫師笑笑說道。

「我覺得先排三個月後的檢查，要不要做電腦刀我還要再和廖醫師討論看看。」我說。

「好啊！妳再和廖醫師討論看看。」許醫師答道。

走出診間，正在煩心該不該做電腦刀時，突然有人走過來：「不好意思！請問妳是星希亞對嗎？」

「是！我是星希亞！」我說。

「可以請妳幫我簽名嗎？」說完從包包裡拿出我的書。

「也太厲害了，妳竟然隨身帶著？」我驚訝問道。

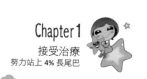

「平常比較忙，來醫院等候看診比較有時間看書，所以就帶了。」她回答。

簽了名，拍了合照，走之前該名癌友家屬說：「妳是我們的精神領袖，一定可以活很久的。」

我內心苦笑，這位精神領袖正陷入苦惱中，不知道怎麼做決定呢……

後來廖醫師來電告知，他已經研究過我的片子，也和其他醫師討論過，覺得應該不是惡化，建議暫不處理！另外他也擔心再用電腦刀下去，對我腦部的傷害太大。所以結論就是繼續觀察，暫時先按兵不動囉！

真的很感謝廖醫師這麼用心照顧病患，不虧是我的守護天使！

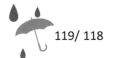

野火燒不盡，春風吹又生

二〇一六年四月回診時，廖醫師主動說：「我幫妳安排增加腦部斷層（CT）檢查，我看剛好四月下旬妳要去照胸部和腹部斷層，就一起吧！顯影劑也不用打兩次。」這算是心有靈犀嗎？因為原本我就打算跟醫師提出要自費做腦部MRI。

廖醫師跟我說明，CT的準確度雖然沒有MRI來得好，但因為我們的目的只是要確腫瘤有沒有惡化，所以如果連CT都顯示沒有，當然也用不著處理了。這下我不僅省事，還省下了自費檢查的錢，一舉兩得！於是，就安排四月二十五日進行頭部、胸部、腹部CT檢查。

四月二十七日回診，一見到廖醫師臉上嚴肅的表情，就知道事情不妙了……果然不是好消息。廖醫師說，我們追蹤的那顆腫瘤又長大了，從三月初的一公分，長到一點四公分左右。

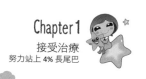

「第三代ALK標靶藥物試驗計畫出來了，今天剛公佈，但妳資格不符合，因為收案條件要一公分以上的腫瘤（腦部除外），妳現在肺部的腫瘤根本就快看不到了。」廖醫師說。

「所以我也不能停吃我現在的標靶，看肺部腫瘤會不會長回來對吧！」我失望地問。然後廖醫師丟給我一個「妳在想什麼」的表情，就像在說「現在的藥明明就把肺部腫瘤控制那麼好，妳竟然想停吃？」

「所以現在除了放療也沒有其他辦法了對吧？」我無奈地問。

「是啊！只能用電腦刀處理。腫瘤成長速度算快，現在不處理，愈大顆再處理可能產生的副作用更大，妳等一下就過去找許醫師吧！」廖醫師語畢，立即撥電話給許醫師，告知等會兒我會過去找他諮詢。

當我出現在放射科門診，許醫師應該也早就已經看過片子，看到我就說：「所以妳準備好要處理了嗎？」

「好像也沒有別的選擇。」我苦笑著回答。

「那我們會儘快幫妳安排，先要做更精密的MRI檢查（一般追蹤的MRI是五公釐切片，放療要切到一公釐），然後再來安排電腦刀的時間。」許醫師說。

至於劑量，許醫師的建議是，分三次打，一次一千厘格雷，如此一來副作用會比較小，應該只會有疲憊感而已。

不過去年全腦放療時，許醫師也是說得很輕鬆，但我卻頭暈了一個多月，讓我不禁懷疑起這次他說的可信度。

留下聯絡電話給護理師後，就回家等候通知了。

看來全腦放療後藥物進入腦部的濃度還是有限……腦部腫瘤真像打不死的蟑螂，到底怎樣才能根除呢？

五月四日回臺大做腦部進一步檢查，流程包括：1.衛教說明，2.製作

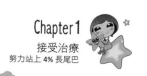

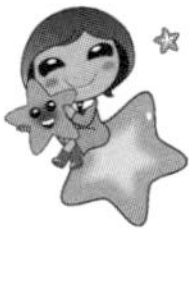

固定器（頭模），3.腦部MRI（二公釐切片），4.腦部CT（一點五公釐切片）。

「為什麼做了MRI還要做CT？」我馬上提出心中的疑惑。

「電腦刀是用CT來做即時影像導引，所以事前得有CT的影像來做對照；但CT的影像資料又沒有MRI來得清楚，所以需要靠MRI的影像來輔助畫出需要治療的範圍。」醫護人員解釋。

我還問了一個很白癡的問題：「電腦刀局部照射時，是不是有照的地方就會掉髮，最後會變成像癩痢頭那樣？」

「不會喔！除非妳的腫瘤很貼近頭骨，才可能會有局部掉髮的情形。」我感覺醫護人員忍住笑意回答我。

做完MRI，想說既然顯影劑已經打過，應該可以拔針了，想不到護理師說：「做CT還要再打顯影劑。兩種檢查的顯影劑是不一樣的！」

啥?!我真的是太孤陋寡聞了，一直以為顯影劑都是同一種，當天的血液中應該充滿著顯影劑吧！不知道如果蚊子吸我的血會怎麼樣呢？（這又讓我想起之前化療期間，我房間的蚊子吸血後奄奄一息的模樣，哈哈）

當天晚上本來打算去剪頭髮的，沒想到被抓去做頭模，頭髮也不能再動（怕頭髮厚度改變會影響頭模吻合度），只好繼續頂著我的一頭亂髮了。自然捲的頭髮真的比較難整理，以前頭髮超直的我完全不能體會啊！

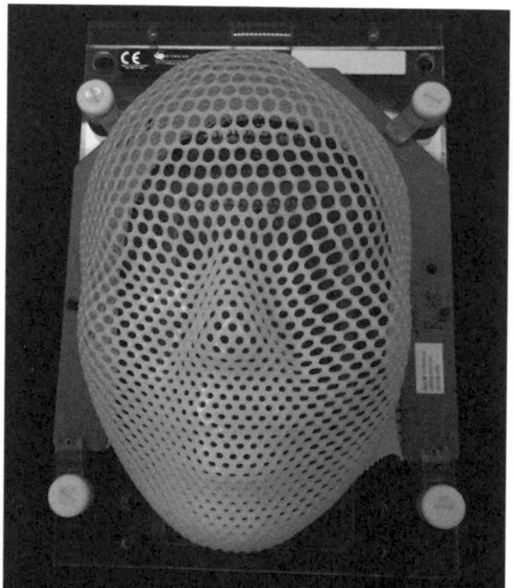
電腦刀頭模

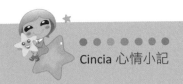

Cincia 心情小記

當我在部落格上寫出關於這陣子檢查的情況，收到非常多版友的建議，很多人都認為我應該捨棄傳統治療方式，轉而投向免疫治療的懷抱，但因為免疫治療一般都是需先切片檢驗 PD-L1 表現量，大於 50% 以上才可能有效，而我的狀況無法切片（影像上肺部腫瘤看不見），自然也無法知道 PD-L1 表現量。

廖醫師或是榮總蔡主任對於我的狀況，一致認為如果能吃 Alectinib（Alecensa®），會是最好的治療方式，因為該藥物能進到腦部，也許可以有效控制腦部腫瘤發展。

Alectinib 已經有戰友的戰友去日本購買（需病患前往），藥費一個月約 23 萬元左右，但這一吃下去也不知道吃多久，長期一定會對家中經濟造成壓力。**（註 17）**

在有限的條件下，既然無法選擇最佳方案，那就選擇次佳方案，繼續吃原本的 LDK378（Ceritinib）＋電腦刀。我當然也會擔心若這次治療完，腦部腫瘤又長出來該怎麼辦？但在那個時空背景下，好像也沒有更好的辦法了，只能且戰且走，並決定要更努力運動，邁向抗癌四周年！

註 17：Alectinib 自 2017 年 11 月 11 日起，健保開始給付（二線治療），2019 年 12 月 1 日起，一線治療可用。

五月十日放射科回診，目的是為了了解細部切片的檢查結果和詳細的治療計畫。

檢查結果需要處理的腫瘤一共有一大四小，大顆的就是之前判定惡化的那顆，MRI顯示大小已經是一點五公分了（三月時才一公分），腫瘤位置是在顳葉和枕葉中間。另外四小顆則分別是左右小腦各一顆、左右頭頂各一顆，大小都約零點五公分。

許醫師建議打四次電腦刀，而因為試驗計畫規定放療前要停藥四天，所以安排下星期一開始打，連續打四天。

- **腦部局部放療治療計畫**

〈第一至三天〉目標：一大顆（每天同一顆）＋一小顆（每天不同）

〈第四天〉目標：一小顆（因這顆位於右小腦的腫瘤和大顆位置較靠近，故許醫師建議不要同一天打）

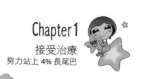

• 施打劑量

大顆：每次一千厘格雷，共打三次，累積起來效果和一次打二千厘格雷差不多。

小顆：二千厘格雷（但右小腦的腫瘤因靠近腦幹，故劑量酌量減低為一千九百厘格雷）

這次也詢問了許醫師：我的狀況適不適合用質子刀來治療？

但許醫師認為腦部腫瘤還是以電腦刀（Cyber knife）和加馬刀（Gamma Knife）效果較好。而兩者若比較起來，加馬刀雖精確度高一點，但很難分次治療；而電腦刀雖然精確度差一點，但可分多次治療；總結就是兩者各有優缺點，但臺大也只有電腦刀設備（榮總只有加馬刀），所以基本上除非換醫院，不然根本也沒得選擇。質子刀台灣目前只有林口長庚有此設備（**註18**），電話諮詢長庚放腫科的結果，對於小顆腫瘤可能效益也不大，但實際還是要看到影像資料才能評估。

註 18：截至 2019 年底，全台林口長庚、高雄長庚已有此設備。

做完電腦刀治療，我還去了一趟義大利自助旅行，六月二十二日回診時，胸腔和腹部ＣＴ檢查結果都很好，肺部的原發腫瘤跟前回一樣，幾乎是小到快看不見了，所以繼續吃標靶藥物；但我比較擔心的是腦部腫瘤的問題，不知道電腦刀的效果如何？

「我這次出國都沒什麼狀況，體力也很好唷！爬上聖母百花教堂的圓頂也都不成問題。」我開心地與廖醫師分享。

「電腦刀本來就沒什麼副作用啊！我又不擔心。」廖醫師直接地回答，讓我熱情的心被澆了桶冷水……

但其實我還是想要碎碎唸一下，電腦刀還是有一些小副作用的！一是輕微掉髮，另一是臉上出現色素沉澱（看起來很像大塊色斑）。

掉髮對我來說還好，反正最差的狀況就是再把假髮拿出來戴；但長斑就真的讓我很在意了，還打電話去放腫科詢問，護理師說沒有病人反應過這個情況，但也沒道理一、兩星期內臉上突然長了一堆斑出來，是吧？第

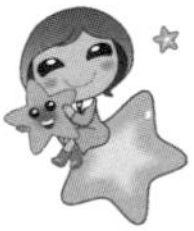

一次化妝後竟還是遮掩不了臉上的斑點，真是嚇死我了，還好有人美心也美的戰友田田寄給我遮瑕膏，讓我可以暫時靠粉過日子。就在我每天努力擦美白精華液和狂敷臉之下，臉上的斑點還真的淡化不少，否則我差點想求助醫美呢！

每次回診，雖然偶爾會和廖醫師閒話家常，但還是要把握有限的看診時間諮詢醫療問題，這回又再度詢問了臺大免疫治療病患的狀況。「廖醫師，臺大 **PD-1** 的試驗，對肺腺癌的效果怎麼樣？」我問。

「妳又再想那些了，反正妳現在繼續吃標靶是最好的。」廖醫師說。

「我得先了解一下啊！畢竟我腦部問題一直都沒辦法解決，我總得先思考下一步吧！」我說。

「那就就去買 **Alectinib** 吃，對腦部的效果很好。」廖醫師回答。

「我沒錢買啦！有戰友去日本買，一個月二十多萬，我不知道能買多久哩！所以PD-1的效果是如何你還沒回答我吧！」我繼續追問。

「他院某醫師在EGFR陽性病患的臨床經驗，只有9％病患有反應，妳覺得這樣效果好嗎？」廖醫師又說。

「才9％？之前文獻不是說有20％？」我滿臉疑惑問。

「就是這麼低，基本上PD-1對有基因突變的人，普遍效果較不理想；所以如果妳沒有基因突變，又抽菸的話，倒是可以試試看。」廖醫師回答。

「以後藥廠（指免疫藥物藥廠）的試驗計畫，都只有是招募沒有基因突變的病患。」廖醫師補充說明。

結束這次看診，就等下個月腦部MRI的結果囉！

＊＊＊

後來腦部MRI結果出來，當許醫師說出：「沒什麼大問題」時，我真的很想撒花轉圈圈～

不過也不是什麼問題都沒有，腦部最大顆的腫瘤（位於顳葉和枕葉間）有點發炎的跡象，一般病患有這種狀況通常是吃類固醇來消炎，但因為我參加試驗計劃不能吃類固醇藥物，故許醫師開立 Ceretal SC（血利持續性糖衣錠，四百毫克／錠）給我，並囑咐我自行購買維他命E來吃（維他命E劑量為四百國際單位／日）。

胸腔CT的結果，肺部腫瘤基本上已經幾乎看不見了，所以就算有新的研究計畫也沒辦法加入，因為目前的新藥試驗計畫都需要切片才能申請（用舊的切片不行），完全沒辦法拿到入門票，哭哭～

「廖醫師，你有病患遇到像我這種情況，選擇退出目前的試驗計畫，讓肺部腫瘤長大一點，然後切片進入其他試驗計劃的嗎？」我異想天開地問醫師。

「沒有！如果妳這麼做的話，妳就是第一個了。」廖醫師淡淡地回答。

「你覺得會有人想要賭一把的嗎？」我接著問。

「誰會這麼傻啊？要是退出後腫瘤控制不住怎麼辦？」廖醫師突然抬頭直視我，感覺他很想把我「巴下去」，看我會不會清醒一點XDDD！

＊＊＊

二〇一七年一月二十五日又是每三個月一次的腦部ＭＲＩ放榜時刻，前往放射科許醫師門診報到。

「影像科的報告寫穩定。」許醫師先告知我報告結果。耶！真是好棒的新年禮物，我又可以自在過三個月了。

接著許醫師仔細看我的影像資料，並與前回做比對，最大顆的腫瘤看起來和前個月差不多；另一顆位於海馬迴附近的腫瘤是許醫師比較擔心的，因二〇一五年中全腦放療時，我要求遮蔽海馬迴（怕影響記憶），所以海馬迴附近的放療劑量相對低，還好這顆腫瘤看起來也是穩定的，許醫師說還要再繼續觀察。

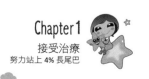

「如果腦部又冒出零星的腫瘤，數量不多就是再用電腦刀處理，只是健保不見得會申請過。」許醫師補充說明。

自費事小，我是真的很害怕腦部的治療，要是變傻或認不得人怎麼辦？

話說回來，雖然害怕，但我卻不會讓自己一直處在擔心的心理狀態。

「妳不是一向很擔心腦袋受影響嗎？」友人問我。

「要做腦部治療我當然很怕啊！但我不會預先擔心，如果『擔心』可以讓腦部腫瘤乖乖的話，我願意一年三百六十五天、一天二十四小時都在擔心；但事實不然，就算我心態、飲食、運動、作息各方面都做得很好，也不能保證腦部腫瘤會聽話，所以還是開心過每一天最重要。」我回答。

就像我常講的，抗癌心態就是「盡人事、聽天命」。已經盡了自己最大的努力，剩下就是看老天爺的安排了；但前提是你要先為了存活下去而認真努力。

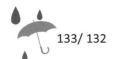

＊＊＊

四月十九日，又到了每三個月放腫科回診的日子，滿心期待這次許醫師會告訴我「一切穩定」，然結果卻事與願違。MRI檢查報告顯示，腦部腫瘤比之前大一些。

當下我心涼了一半，很怕馬上又要被抓去放療。

「小腦有幾顆比較明顯，還有去年電腦刀沒做的位置長出新腫瘤。原來最大顆的腫瘤目前看起來0.8公分，但這顆是有治療過，狀況看起來也穩定，我比較不擔心。」許醫師一邊專注看著影像資料一邊說著。

「所以您的建議呢？」我穩住起伏的情緒詢問。

「我會建議趁小的時候處理掉，對腦部傷害比較小；除非妳要換藥，選擇可以進到腦部的藥物來治療，但除非有研究計畫，不然費用也是問題。」許醫師回答。

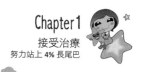

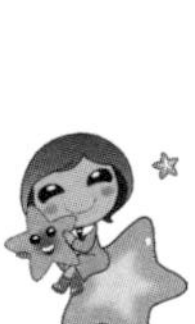

「可是我根本進不去任何試驗計劃啊！肺部腫瘤幾乎都看不見，無法切片。」我幽怨地說。

許醫師點頭表示贊同。

「腦部應該沒辦法切片對吧？」我又問。

「腦部可以切片啊！不要也要看腫瘤的大小和位置，妳的腫瘤很小位置又很深，沒辦法切片。」許醫師解釋。

「了解！中外製藥的 Alectinib 快要在台灣上市了，這可能也是一個選項。」我說。

「如果妳打算換藥的話，或許我們就不急著治療；如果要繼續用原來的藥，我就會建議趁腫瘤小的時候趕快處理掉。」許醫師說。

「我想再觀察看看，要動到腦部我會比較擔心。」我表達想法。

接著許醫師問了我下次回廖醫師門診的時間，說他會在這之前再找廖醫師討論。

可能是我的樣子太苦惱，許醫師試圖安慰我說：「其實妳的狀況也不算很嚴重，前年全腦放療到現在，狀況比我預期的好，零星的腫瘤長大速度也是很慢，如果跟三個月前比其實只有大一點點，但若是跟去年的片子比，就看得出有變大，不過都還在我認為可處理的範圍。」這話確實讓我安心不少。

「我會先幫妳申請健保看看，反正如果能下來，不用或是晚點用都可以。」許醫師補充說。

向許醫師道謝後離開了診間，遊魂似地搭著捷運回到公司，腦部腫瘤就像一顆未爆彈，三不五時牽動著我的神經（雖然我的神經很大條XDDD），真希望有天可以徹底擺脫它。

當天晚上很認真檢討自己還可以改善的地方，飲食、運動應該都沒問題，工作比之前忙，但壓力也不算大，可能最近都太晚睡（超過十一點），以後得嚴格十一點前就寢。還可以怎麼做才對我有幫助？看來我又要開始騷擾認識的癌症專家了！

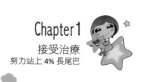

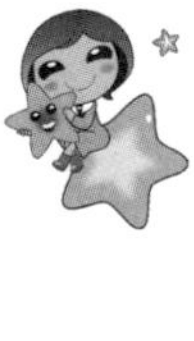

該來的還是躲不掉——電腦刀後遺症

二〇一七年十月二十四日回診，廖醫師告知腦部腫瘤處於穩定狀態，但有一顆發生放射性壞死（Radiation Necrosis），引起周邊腦水腫。這是電腦刀的後遺症，通常在治療後一至一年半會出現，嚴重者可能需要開刀。事實上腦水腫的問題自二〇一七年中就一直存在，只是當時狀況還不嚴重，決定暫不處理，但這次把兩張片子一比較，就會看到水腫範圍明顯增大許多。

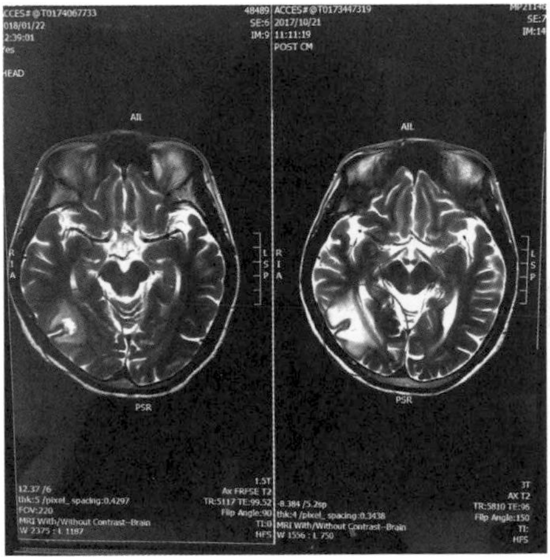

廖醫師建議自費打癌思停（Avastin），癌思停可控制腦水腫和放射性壞死。「我有好幾個病人發生放射性壞死，有腦壓上升、癲癇或肢體無力的狀況，癌思停的效果不錯。」廖醫師補充說明。

癌思停施打週期為三周一次，廖醫師一開始建議打到下次腦部ＭＲＩ

檢查（也就是三個月）；經過一番討價還價外加苦苦哀求，決定先打兩次後，然後自費MRI檢查確認效果後再決定下一步。

癌思停的副作用主要有出血、高血壓、蛋白尿，廖醫師要我施打期間小心不要受傷，儘量做靜態的活動。該說廖醫師對我太瞭若指掌嗎？我確實排定隔年一月要去日本滑雪的行程，機票也已經訂好了，如果到時候還是不適合高風險的運動，就直接改成美食購物之旅。

睽違四年，我的人工血管終於又要登場啦！近幾年都是採用標靶治療，人工血管毫無用武之地，我一度想要拿掉它，因為每一至二個月要回醫院沖洗一次，坦白說有點麻煩。但廖醫師都要我先留著，我也只能乖乖聽話，真的應該頒發模範病患的獎章給我對吧！

- **施打癌思停以控制腦水腫及放射性壞死**

【施打劑量】100mg*4=400mg（依體重決定劑量）

【費用】10,866元（100mg）*4=43,464元

【施打時間】九十分鐘（廖醫師說第一次打九十分鐘，沒問題之後就可以縮短成六十分鐘）

打完我回公司繼續上班，身體沒有任何不適感，只有花了很多錢心在淌血而已XDDD。雖然有熟識的放腫科醫師建議可以再觀察，有症狀出現再處理，但腦部問題我一向持謹慎態度，若有可以預防更嚴重問題的措施，寧可多做也不要少做。

✿癌思停（Avastin）對腦水腫產生效果了

二〇一八年二月初回診，從MRI的影像可看出，腦水腫幾乎已經都消除了。

哈哈！癌思停的錢沒有白花（雖然只打了兩次），儘管付錢的時候有些心疼，只要有效果，一切都是值得的。但也並非就此可以高枕無憂，積水還是有可能會再長，只能看三個月後的MRI檢查結果再來決定下一步怎麼走了。

另外還有個尚待釐清的問題，小腦有顆腫瘤有些變化，不確定是變大還是其他問題（發炎？），廖醫師要我下週去找放腫科許醫師詢問看看。

我必須承認，每次要去許醫師門診心情會變得比較沉重，很怕他又要對我的腦袋瓜做什麼。雖然每次他都是細心看片並耐心說明，外加有問必答，但還是不要見面（起碼不要在他的診間）比較好。

許醫師判定是腦部腫瘤又變大，建議再用電腦刀處理。與廖醫師討論，他提供兩個選擇，一是繼續吃現在的標靶藥安立適（Alectinib），二是改吃第三代標靶藥物 **Lorlatinib**，他在年初已經先幫我申請藥廠恩慈方案核准了（超感動的，廖醫師真的很為病患著想，預先幫我準備好下一步了）。廖醫師說三代藥進入腦部效果很好，但副作用比二代大，但為了不再讓腦部損傷，我毫不猶豫選擇了後者，於是五月開始吃 **Lorlatinib**，也是我所使用的第三種標靶藥物。

腦水腫又來亂

二〇一八年七月三十一日下午回診，一進診間，廖醫師問：「最近身體有沒有異狀？」

「有耶！我最近覺得身體不大對勁，左半邊怪怪的，有時候手會麻、有時候臉麻、連左眼也覺得不大舒服，左半邊和右半邊身體好像是分開的。」我馬上對廖醫師訴苦（一心想討拍）。

廖醫師聽完後，反應十分淡定，似乎對我的狀況早有預期。

「腦部水腫又更厲害了，誰叫妳之前不聽話，要妳定期打癌思停卻只打了兩次，結果現在水腫又出現了。」廖醫師唸了我一下。

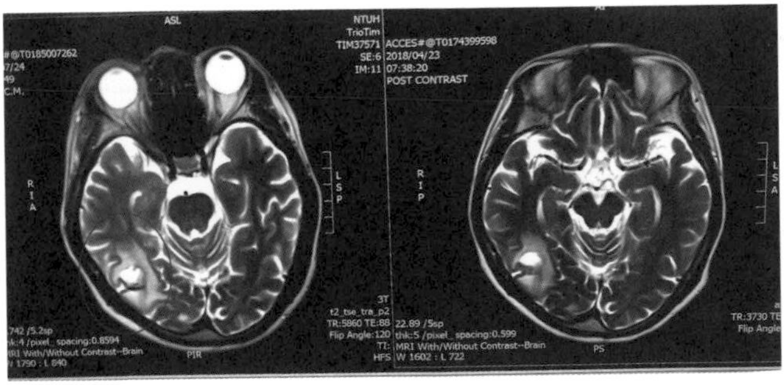

「唉唷~癌思停那麼貴，一直打很傷荷包耶！」我撒嬌回應。

「現在症狀都跑出來了，不趕快處理會有危險。」廖醫師嚴肅地說。

廖醫師接著建議兩種處理方式，一是開刀把壞死的組織清除，二是再打癌思停，但如果選擇後者，就要一直打下去。廖醫師的看法是，手術清除比較沒有後顧之憂，而且他有拿我的片子與其他醫師討論，對方也是建議手術清除。

我思考了好一會，終於決定選擇手術。

廖醫師馬上請護理師幫我掛神經外科曾醫師的門診，但只能掛到下周三，當周的門診掛不進去。

「妳明天不管用什麼方法，一定要掛到曾醫師的門診。自己去排隊或請家人、朋友幫忙都可以。」廖醫師強硬的口吻說道。

我心想：什麼！無論如何要掛到號，這也太強人所難了！要是真的排隊也沒掛到號，難道要我去診間門口跪求加號嗎？不過廖醫師都交代了，只能盡全力了。

剛好這天大姊、二姊回家吃晚飯，聽到我述說此事，便自願明天早起幫我拿號碼牌。隔天從姊姊手上拿到號碼牌時，內心真的有說不出的感動。是的，抗癌路上，我一直都不是孤軍奮戰。之後也順利掛到曾醫師的門診，號碼01。

曾醫師先一邊聽我陳述病況，一邊研究我的影像資料，說：「這次（七月）腦水腫範圍明顯比上一次（四月）擴大不少耶！有症狀嗎？」

於是我又複述了一遍對廖醫師說的話。同時曾醫師繼續看著片子。

「妳的視力應該有受影響吧？」曾醫師問。

「看東西有點怪怪的，卻又說不上來是什麼感覺。腦水腫有壓迫到視神經嗎？」我回答。

「嗯！從片子上看起來可能有壓迫到。去看一下眼科，安排『視野檢查』。」曾醫師說。

「妳腦內的那顆腫瘤不確定是不是壞死，因為形狀不夠『毛』，有可能還是腫瘤。」曾醫師繼續說。

「廖醫師判定是壞死，建議開刀清除壞死腫瘤和積水，所以才要我來找您。」我說。

聽完我的說明，曾醫師爽快地說：「那我們就安排開刀吧！不過農曆七月以前已經都滿了，最快要下下周，可以嗎？」

「了解！由醫師安排。」我回答。

後續再詢問了一些手術風險相關問題後，便離開診間。

私下諮詢蔡俊明教授，在他的建議下前往北榮進行腦部MRI/PET檢查，目的是要「確認腦部腫瘤是死是活」，兩者的處理方法會有所不同。

腦部MRI/PET檢查結果：確定腫瘤壞死（和廖醫師原先判斷一樣），廖醫師和蔡教授都認為，手術切除是最佳處理方式。下午回廖醫師門診跟他說明MRI/PET檢查結果，同時也向廖醫師報告腦部手術排定日期為：八月十六日住院，八月十七日開刀。

八月八日再次回到曾醫師門診。他看了腦部MRI/PET檢查的影像後，開心地說：「看起來腦部腫瘤是壞死的，那就不急著開刀，可再觀察。」

我感到又驚又喜，想再次確認，問：「真的嗎？真的可以先觀察？可是我的主治醫師說要開耶！」

但曾醫師表示他認為可以再觀察，先看看兩個月後的ＭＲＩ標查結果，再

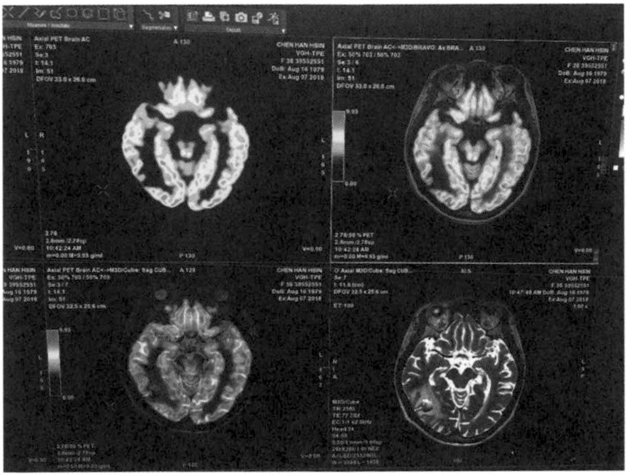

從影像中可以看出已經沒有亮點，代表示腫瘤是死的。

做決定。

離開診間後，心裡開心暫時不用開刀，雖然我知道只是延後而已，但起碼不是這麼臨時要去住院；可以把工作、和別人約定好的行程都安排好之後，再安心去手術。但心裡又覺得不大放心，還是要跟廖醫師更新一下狀況，於是趁廖醫師下午門診前去門口攔他。

一見到廖醫師，開心向他報告：「曾醫師說先不用開刀，觀察看看，等下一次MRI的結果耶！」

結果被廖醫師唸了一下：「妳老是只挑喜歡聽的聽，妳有狀況最傷腦筋的人還不是我。」

糟糕……惹怒了我的救命恩人，只好拼命裝可憐求饒，最後跟廖醫師說：「那我下周二再來加掛門診跟您討論。」

後來與廖醫師討論後，考量工作安排及近期出國行程，決先打癌思停

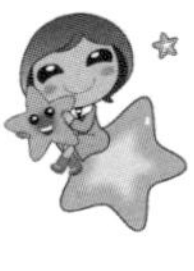

控制腦水腫，手術時間等下次ＭＲＩ檢查完後，再去找神外曾醫師安排。

廖醫師說癌思停愈早打愈好，於是便安排我隔天打針（這時候我哪敢再忤逆他）。

癌思停打完後，正常回公司上班。公司同仁都很關切問我要不要回家休息，身體真的沒感覺，但心還蠻痛的就是，荷包又消瘦了不少，預計九月還要再打一次癌思停，旅費都縮水了，看來只能帶著泡麵追極光……（友人：完全不想同情妳）

＊＊＊

十月底回診又是看腦部ＭＲＩ結果的大日子，兩次檢查中間打了兩次癌思停，當然每天還是會繼續吃標靶藥物 Lorlatinib。

一進門診，廖醫師笑臉盈盈地看著我，說收到了我從冰島寄的明信片，還很有自知之明寫自己是不乖的病人，確實在他看來我不是第一也是第二名。

這時候我的心情也變得很輕鬆，可以感覺這次的檢查結果應該是不錯的，否則我應該會看到老K臉才對。結果也確實如我所料，和前次檢查（七月下旬）相比，腦水腫消除了很多。

「比去年打的效果還要好。」廖醫師說。不僅腦水腫消除，連壞死潰爛的腫瘤都有變小，也難怪廖醫師以這麼輕鬆口吻對我說話了。

廖醫師接著說：「要繼續打癌思停，打到水都沒有為止；去年就是妳不聽我的話，只打了兩次，今年才會又復發。」

我只好開始撒嬌：「唉唷！過去都過去了，還提起做什麼呢！那我距離下次檢查再打兩次，看看會不會全消除，這樣可以吧！」廖醫師這才滿意點點頭，示意我可以離開診間了。

【後記】

很多關心我的親朋好友都問是否還要進行腦部手術？目前的狀況應該暫時不需要了，腫瘤靠第三代標靶藥控制，腦水腫則是仰賴癌思停治療，希望後續能一直保持穩定，不會再面臨腦部需要手術的狀況，祈禱祈禱！

✿幸運之鑰

當我在部落格分享自己因腦水腫必須自費施打標靶藥後，一位癌友家屬和我聯繫，說他有多的標靶藥可以送我。

背後的故事十分感傷，那些剩餘的藥是一位美女腦癌病患的遺愛，三十二歲年華早逝，留下一個可愛的小男孩。美女癌友每次回診，醫師都會開立三個月共三次施打的劑量，這次藥還沒用完，人就離開了。護理師告訴美女癌友丈夫沒用完的藥品醫院也不會回收，請他自行送給需要的病患；而就這麼巧，他剛好看到我的文章，知道我有需求，便主動與我聯繫。

承接了美女癌友的遺愛後，先詢問了幾間大型醫院是否可以幫忙注射藥物，結果都不行，只能朝小診所試試。打了幾通電話詢問住家附近的小診所，也都因為不熟悉這個藥物而拒絕。無計可施的我轉而求助於癌友社群詢問，恰巧 Gary 兄的表哥有開立診所，於是他立馬幫我詢問表哥是否願意幫忙，在了解整個過程後，Gary 兄的表哥表示願意提供協助，而且表哥診所距離我家僅十分鐘車程。當天晚上我立馬帶著臺大醫院處方箋去表哥診所掛號，當面再詳細說明自己的病況和完整治療歷程，以及如何拿到標靶藥的始末；表哥聽完我鉅細靡遺的陳述，可以感覺到他對於替我施打藥物一事也較為放心了。之後確認白血球數正常後，我也順利完成標靶藥物施打。

我真的覺得很感恩，雖然我得到第四期癌症，但這一路走來，總是有許多人間天使在身旁守護著我。幸運地遇上一位細心認真、願意與病患溝通的主治醫師，總是為我預想下一步的治療計畫；再加上認識了幾位知名醫師，讓我能在醫療方面有疑問時，可以迅速得到解答。家人更不用說，總是無條

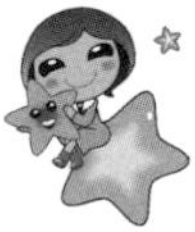

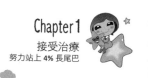

件給我滿滿的愛和關懷，在我最脆弱的時候，家永遠是最溫暖的避風港。出外靠朋友，好友們的陪伴與協助，也是我抗癌路上的重要支持，像最近打標靶藥的事件，全是靠癌友們提供藥物與醫師人脈。還有二〇一八年上半年腦部腫瘤又長大的時候，剛好遇上藥廠提供第三代標靶藥物的恩慈專案，讓我得以免費吃到最新一代標靶藥物，順利抑制住腦部腫瘤生長。由上述種種看來，我又覺得自己是充滿祝福的，可以說是個幸運星。

當別人對我們做出善意的舉動，他們是騰出了可以去做其他事情的時間與精力，所以我們要心懷感激。人若總是懂得惜福感恩，對事物都抱持正向樂觀的態度，便能夠經常感到幸運。因《誰搬走了我的乳酪》、《禮物》兩本全球暢銷書，而有「寓言之王」稱號的史賓賽強森博士（Spencer Johnson）在《峰與谷》一書提到：「你可以減少逆境，前提是你在順境的時候要感恩，明智地步步為營。」感恩就是要懂得回饋，任何幫助過我們的人，找機會償還或回報對方；感恩還要懂得付出，如果有餘力，我們可以做公益來回饋社會，捐款、認養兒童或是當義工，都是很好的方式。

如果人人都懂得感恩，這個社會一定會愈來愈美好。

感恩和幸運，兩者之間存在著正向循環，時常懷抱感恩的心，會讓你更去留意生活中的美好事物，進而更能享受生命。有學術研究證實：懂得感恩的人，不僅心情比較快樂，也比別人實質獲得的更多！幸運之門確實存在，而鑰匙就掌握在你的手中，端看你願不願意打開囉！

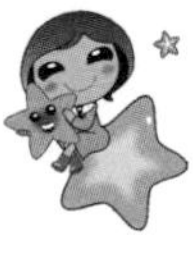

Chapter 2

抗癌路上的抉擇與改變：
相信自己會更好

積極治療、調整飲食與作息，

我的狀況一天比一天好。

我彷彿已經看到了燦爛的陽光向我招手！

獲悉自己或家屬罹癌消息時，相信很多人都會慌了手腳，周遭親朋好友也會紛紛提出建議，從推薦治療的醫院、專科權威醫師、西醫還是中醫、飲食注意事項到各式抗癌偏方等，真可說是五花八門啊！此時病患或家屬往往就像看到浮木的漂流者，想緊抓住每一個可能的希望。但這時候千萬要沉住氣，理智判斷哪些是正確的觀念及適合自身的作法，不要盲從而延誤了病情。

七年多的抗癌歷程，雖然已經站上存活曲線的長尾巴，但我相信未來還有好長的路要走，就算再辛苦，也要微笑以對，散發正面能量，讓生命繼續發光發熱。

不斷抉擇的過程

人生路上本來就時常面臨抉擇的時刻，生病之後也不例外，差異在於這時候的每一步都很關鍵，我自己的感覺是像在賭博，只是別人是拿錢在賭，我是用命在拚，不小心可能命就丟了，連翻本的機會也沒有。

每一個決定都有無數個考量因素，無論我們規劃得再縝密，也不可能百分百精準。**我們不過是凡人，只能就當下所能獲取的資訊做出最佳決策，不需要為了過去的抉擇懊悔，我們只擁有當下。**

✿選擇就診醫院：考量專業度與地緣性

確診後第一件事情就是決定在哪家醫院治療，很慶幸自己居住在台北地區，可以有較多的選擇；家人討論的結果，最後列入候選的有三家：臺大、台北榮總以及和信。

和信是癌症治療的專門醫院，許多親友都推薦其服務品質佳，同事的婆婆十六年前因大腸癌三期在和信接受治療，效果非常不錯，目前也控制得很好。但我上網查詢，發現和信胸腔科醫師不多，反倒是乳癌、大腸癌醫療陣容龐大，這讓我有所顧慮；又考量自己已經是肺癌第四期了，為了爭取一線生機，有很高的可能性需要參加新藥試驗計畫，而通常在教學醫院才有這樣的資源，換言之就是在臺大、榮總治療的話，才有機會用到新藥，巧婦難為無米之炊，於是就先把和信給排除了。

臺大、榮總怎麼選擇呢？坦白說真的很難決定：兩者的胸腔科都非常有名，我同時也詢問了很多人的意見，雙方支持人數勢均力敵，一時之間令我頭痛不已。於是家人用了很不科學的方式——搏杯（擲筊）決定，最後臺大擲出三個聖筊而雀屏中選。事後看來覺得當初的決定是正確的，除了找到一位投緣的醫師外，臺大醫院對我而言交通上也較為便利。（**註19**）

至於主治醫師，當時並沒有特別挑選或指定，是住院期間由臺大直接安排，確診罹癌後，醫師就由原本的王醫師轉成廖醫師，因為肺癌為廖醫師專精的項目之一。當然我還是免不了Google一下他的學經歷及網路評價，不過當時能找到的資訊有限，但幾次交談下來就可以感覺到，廖醫師是位肯傾聽病人說話和耐心解答病人問題的好醫師。我深刻覺得醫病之間，「溝通」真的很重要，與其找位「名醫」治病，不如找位「願意花時間跟你解釋和討論」的醫師來得有幫助，當然若能兩者兼備就更完美了，而我很幸運就遇上了這樣一位。

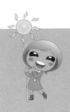

如何維持良好的醫病關係？

很多癌友都覺得我的主治醫師對我特別照顧，埋怨自己的醫師好像沒有為他設想這麼多。

人與人的相處是互相的，醫病關係也是建立在相互信任的基礎上。一旦確診罹癌，我建議可以去諮詢第二、甚至第三意見，找個能和自己溝通的醫師，再決定治療的醫院；之後的治療過程就是完全地信賴自己挑選的醫師，和他好好配合，透過雙方共同討論擬定好治療計畫，開始長期抗戰的準備。

建議癌友可以準備一本「就醫筆記」，每次回診前把要諮詢醫師的問題先寫下來，免得離開診間後又開始懊惱有些問題忘記問；住院時也一樣，想到什麼問題就記錄在就醫筆記，待醫師巡房時就可以很從容地一一詢問。

最後傳授各位小祕訣，一定要常對主治醫師表達感謝之意，口頭、小卡片、甚至小禮物都可以，不一定要花大錢，重點是要讓醫師感受到我們的心意；朋友之間都會相互送禮，更何況是幫助我們生命延續的貴人，就差沒供奉起來好好膜拜一下！

註 19：以上經驗僅供參考，請依自身條件、需求評估就診醫院。

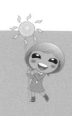

可以看中醫、吃中藥嗎？

我遇過不少看中醫的癌友，看西醫的同時，也服用中藥，當中多數因為擔心被主治醫師責罵，因此選擇隱瞞醫師偷偷吃。

中、西醫本來就各有所長，也各有侷限，中醫治療採辨證論治，經由望聞問切四診，依據個人體質和症狀做調整；西醫則是透過詳細檢查找出病因，再給予針對性的治療。在不影響正規治療的情況下，兩者併用可以發揮更大效益。

我曾經因為標靶藥物造成的腸胃疼痛，轉而尋求中醫協助；在服用中藥兩星期後，疼痛狀況就大為改善；還有一次經驗是做完脊髓穿刺檢查後，一段時間都覺得身體很虛弱，也是靠著喝半個月的中藥燉雞湯才補回來，真的不得不佩服我們老祖宗的智慧。

在多名戰友的身上，我也看到了中、西醫併用的好處，因此我認為「西醫為主，中醫為輔」是值得推薦的做法；近年來中醫在癌症輔助治療，也累積了不少的臨床經驗和證據，有些醫院開始採用中西醫整合的方式來治療癌症，可以預期未來此方式將成為主流。

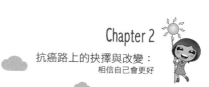

決定治療計畫：自己多方找尋資料，充分與醫師討論

一旦確定腫瘤類型、期別和移轉情形後，再來就是要決定後續的治療計畫。

晚期肺腺癌依目前的標準流程，會先檢驗是否有EGFR和ALK基因變異，若檢測結果確認為陽性，即可投以標靶藥物治療，沒有的話則採用化學治療，若經濟許可，也可以檢驗PD-L1表現量，看是否有機會使用免疫療法。

我確診當下因為沒有ALK標靶藥物可吃，故只檢驗了EGFR突變，結果呈現陰性，意味著只能採用化療。化療藥物有那麼多種該怎麼選擇？就要倚賴主治醫師的經驗了，像我一開始打愛寧達（Alimta）加上順鉑（Cisplatin），廖醫師說這兩種對「腺癌」的反應率高，且不會掉髮，因此我就很開心地接受了。

對我來講選擇的關鍵其實就是「反應率」（註20），因為想活下去，

註20：「反應率」的定義，是在觀察期的任一時段內，對治療出現反應的病人比例。

所以無論副作用如何，我都願意承受。建議癌友**治療前一定要先充分了解治療的副作用有哪些，以及如何緩解副作用**，除了心理可以預作準備，更可去找一些方式來降低副作用的不適感或是做適當的營養補充。例如鉑金類藥物（如順鉑、卡鉑）可能會導致嚴重嘔吐，可以買些高蛋白飲品備著，病患吃不下東西時就可以適時補充，以免營養不良而沒有體力抗癌。

許多人有既定的刻版印象，認為化療過程會生不如死，坦白說沒化療前，我的認知也是如此。遇過不少的癌友家屬問我，長輩年紀大了，捨不得長輩受苦，可不可以不要化療？或是長輩斷然拒絕化療，理由是：我已經活夠了！不怕死，不想要受這種折磨。

一般來說，七十五歲以上長者接受化療需要慎重考慮，因為老年人對化療副作用的耐受力較差；每個人體能不同，應就身心狀況、罹患癌症種類和期別，與主治醫師討論詳細治療計畫。但其實目前對於化療副作用的處理，已比過去進步許多，如果體能許可，真的不要輕言放棄治療，應給自己一個活下去的機會。

決定治療計畫前，尤其需要自費藥物時，請務必將家庭長期財務規劃納入考量。我曾遇過一個癌友寫信來問我：她自費購買了某標靶藥物給先生吃（一個月二十多萬元），吃了兩個月效果很好，但家裡沒有錢買第三個月的藥，問我怎麼辦？這我也無能為力，只能建議他們詢問主治醫師是否有加入其他標靶藥物試驗計畫的機會或改採用其他治療，因為就算她借了錢買第三個月的藥，那之後呢？標靶藥物通常需要長期服用，**一開始就要審慎評估家庭財務狀況，才不至於中途面臨無力負擔的窘境**。

出現抗藥性怎麼辦？癌友會有種矛盾的心理，既不想長期與藥物為伍，卻又很怕藥物出現抗藥性時，無法控制病情。晚期癌症患者在治療過程中，多數都會面臨到藥物出現抗藥性，這時候該怎麼處理呢？其實不需要太過慌張，主治醫師掌握的新資訊絕對比我們多，例如新的治療方式、新的藥物、目前有哪些試驗計畫等，我們只需充分了解後，好好跟醫師討論，再來決定自己的下一步治療方式即可。

除了與主治醫師討論，積極一點的癌友或家屬也可以自行透過「台灣藥品臨床試驗資訊網」（註21）查詢，了解有哪些可能適合的臨床試驗，網頁通常會有每個計畫的聯絡人，可以打電話詢問收案狀況、病患條件、試驗醫院等相關資訊；為了存活，自己一定要認真做功課才行，不要認為所有的責任都在醫師身上，病患為了自己的健康更應該要努力。

我認識不少努力抗癌的戰友，因為在台灣的治療遇到瓶頸，可用的藥物都用了，但病情仍無法有效控制，轉而尋求海外的醫療協助，人數最多的就是前往日本接受免疫細胞療法或胜肽疫苗療法。但就跟所有治療方法一樣，有成功、也有失敗的案例；只是當你無計可施時，這可能是生存下去的唯一機會。

值得欣慰的是，癌症免疫細胞療法在戰友卡斯柏的連署活動推動下，二〇一八年九月正式開放，給了癌症病患更多的治療選擇與生存機會。

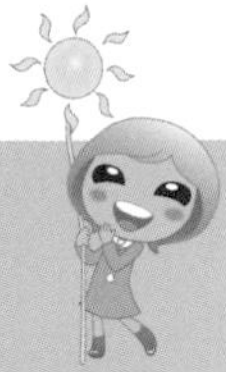

保險的重要性

很多親友問我有沒有買癌症險，其實我在研究所時期就買了癌症險和住院醫療險，只是因為去新加坡工作兩年，中斷繳交保費，回台灣後工作一忙，也沒有在期限內補繳，導致保單失效。

曾經也想過要再重買，當時計畫是等兩年後另一張保單到期，再轉而購買癌症及醫療險，沒想到還沒等到就確診罹癌，想買也買不了。書到用時方恨少，保險也一樣，我現有除了幾張投資型的保單外，只有一個住院每天可領一千多元的住院險，實在少得可憐，連臺大醫院雙人病房要補貼的錢都付不起，更別提如果要請看護的話，每天還要兩千至兩千兩百元不等的費用。計算一下截至目前的自費醫療部分，金額較大的有正子檢查、抗氧化療法、螺旋刀、MRI/PET、少量標靶藥物（Alectinib）、八次癌思停（兩次免費）等，總花費約七十萬元，其餘都是仰賴健保、試驗計畫和恩慈方案。有了我的前車之鑑，姊姊們除了認知自己罹癌風險較高外，也警覺到癌症治療費用的可觀，因此二姊趕緊投保癌症醫療險（她原先沒買），另外兩個姊姊也紛紛提高自己的保額。

註21：「台灣藥品臨床試驗資訊網」（http://www1.cde.org.tw/ct_taiwan/）由行政院衛生福利部設立，定期更新公開經衛生署審查通過之臨床試驗。

真的很感謝台灣有健保制度，不然光是醫藥費可能就會拖垮一個家庭。我打化療一次，臺大就要向健保局申請六萬多元，每三週就要打一次，要是自費的話會是一筆很大的負擔。大家千萬要惜福，健保一定不能倒啊！有時看到別人丟掉一堆藥物，我都覺得好可惜，希望大家不要浪費醫療資源，這樣真正有需要的人才能夠受惠。

Kim姐是我們戰友群內保險買最齊全的戰友，買了高單位的癌症險和實支實付住院醫療險，抗癌四年多，保險公司已經幫她付了兩百多萬元醫藥費，每個月的自費藥物和住院費十二萬元，也全數由保險公司買單。高額的自費藥物可能會拖垮一個家庭的經濟，Kim姐的保單真的是買對了！千金難買早知道，沒有醫療險的我只能自行承擔，泣～

保險就是這樣，有時繳了保費卻沒機會領到理賠，心裡會有「虧到」的感覺，但絕大多數人投保的心態也不是為了得到高額理賠吧！其實就是多一份安心和保障而已，不怕一萬只怕萬一，哪天真的需要時，保險理賠就可以幫助自己減輕不少經濟上的壓力。我現在遇到朋友都會提醒他們好好檢視自己的保單，看看保障是否足夠，不足的部分在經濟許可下可以再加買，以免像我一樣錯失購買時機。

癌症治療的選擇

某天一位年輕的癌友家屬在臉書上傳訊給我，表示自己的父親最近信心低落，完全放棄正統西醫治療，她希望能找到倚靠藥物持續治療、存活超過五年的肺腺癌病患，幫忙一起說服父親繼續接受正規醫療。癌友所在地點為高雄美濃，我只好厚著臉皮聯絡高屏地區唯一認識的癌友——小晴，詢問她的狀況和探詢癌友的意願。小晴立即爽快答應，並考量自己抗癌資歷剛滿四年，不符合癌友家屬期望條件，雖然我覺得沒差，但她還是積極地去邀約一位五年級的許大哥同行，並且很快就約好隔日早上前往探訪。

小晴拜訪過程中，癌友不斷提及「師父」，可以明顯感覺他受師父影響甚深；也是因為「師父」說吃這個藥會死（癌友目前服用標靶藥物泰格莎），不肯繼續吃（要是我在場一定會跟他說：吃什麼都會死，人沒有不死的XD）。許大哥跟他分享吃泰格莎的經驗，說泰格莎的效果很好、沒有什麼難受的副作用等……，談話進行約一小時，並約定好一個月後再來探訪。

離開前小晴問：「你今天會吃藥嗎？」癌友回：「下午再看看。」後來癌友的女兒告訴訪員：「父親已經開始服藥了。」

知悉整個過程後感觸很深，為什麼在醫療領域上，有癌友寧願相信某些人毫無根據的斷言，也不願聽從專業醫師的醫療建議？他們的心智被蒙蔽了嗎？還是「師父」曾展現過某種神力讓他們信服？而且我敢說這絕對不是個案。雖然這次事件的結尾看來算圓滿，但一定有人因道聽塗說而延誤治療。只能期望所有癌友在接受治療前，能打開智慧之眼，選擇最適合自己的治療方式。

關於治療的選擇，幾個觀念與大家分享：

1．找專家諮詢

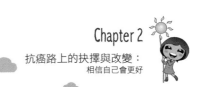

許多親友、同事在我確診罹癌之後，紛紛提供各式各樣癌症治療的建議給我，排山倒海的資訊迎面而來，讓我一時無法消化。我想很多癌友應該跟我有過相同的經歷，面對這樣的情境，我們要由衷感謝對方的善意和

關懷，即使他們提供的意見可能是吃草藥來「以毒攻毒」、或是推薦購買某款昂貴的保健食品。

市面上有許多癌症療法和營養補充品的廣告看起來都很吸引人，但大多沒有經過嚴謹的實驗證明，也許真的有人有效，但比例有多高呢？我們得找該領域真正的專家，向他請教有哪些方法可行、哪些不可行，以免把時間和金錢都投入在無效的治療上，花錢事小，最怕延誤了病情。

也許你會問，我沒有認識專家怎麼辦？其實很簡單，多跑幾間醫院就可以得到答案了，西醫、中醫、營養師等，都是可以諮詢的好對象。總而言之，當你打算嘗試新的療法或藥物時，最好去向專家請益，而不是詢問親友意見（除非親友就是該領域專家）或上網詢問。

2．保持開放的態度

隨著醫藥、基因解碼技術成熟，現在的癌症治療已經轉化為個人化精準醫療，主治醫師可以依據檢測結果，為每位病患規劃最適治療方案。然而，最適方案不一定是病人最喜歡的方案。不少女性癌友因為害怕掉髮而拒絕化療，或乳癌病患因為拒絕切除乳房而導致病情無法控制，愛美是人的天性，但到了生命存亡的關鍵時刻，請暫時將它拋諸腦後，先保住性命比較重要。

想要爭取最高的存活率，永遠記得要選擇最有效的治療，而不是最輕鬆的治療。

3．徵詢第二意見

確診時因臺大胸腔內科醫師說我的病況無法開刀，我便帶著檢查資料前往其他醫院胸腔外科掛號，得到的答案也是不能手術，我只好打消手術的念頭，開始接受化療。腦部腫瘤持續擴散必須處理時，除了原治療醫院放腫科，考量每間醫院使用的儀器設備不同，我又另外諮詢了其他兩間醫學中心的放腫科醫師，最後才決定留在原就診醫院，採用遮蔽海馬迴的螺旋刀進行治療。

儘管我很信任我的主治醫師，遇到重大決策時，我仍然會諮詢其他醫師的醫療建議，尤其主治醫生給我的治療方案是選擇題時，多一位軍師給我意見，可以幫助我做決定時更安心、也更有信心。

選擇治療方式從來就不是件容易的事情，適合別人的療法，不一定適合你。你必須掌握現況，知道自己有哪些選擇，從中決定一個最適合自己，讓自己最安心的療法，才能在抗癌路上走得更加順遂。

繼續工作，還是辭職養病？

遇過很多人問我：「都生了這麼嚴重的病，為什麼還要上班？」

我的狀況還算幸運，若辭掉工作養病，短期內不會有經濟上的壓力，因為沒結婚也沒小孩，只需要養活自己，生病了在家休養其實花費有限，而工作幾年下來的積蓄也讓我不至於當啃老族。

那為什麼我堅持繼續工作？除了本身是個熱愛工作的人之外（換句話說就是「工作狂」），回到工作崗位，讓自己有事情忙，才不會一直將注意力放在「生病」這件事情上頭。在家沒事做太無聊，「職業病人」真的不適合我啊！

抗癌這七年多來，我向公司請過兩次長假，一次是剛確診開始進行化療，另一次則是腦部進行全腦放療，兩次都是請三個月的假。坦白說我是真的遇到好公司、好老闆，才讓我可以這樣彈性的休假，而且病假期間都還給予全薪，堪稱是非常照顧員工的幸福企業。家人直說我當初選擇進入

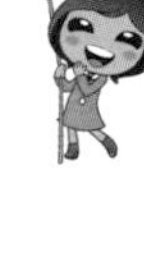

這家公司，真是選對了。（**註22**）

曾聽一位癌友泣訴，確診罹癌時，老闆去醫院探望他，就直接挑明說公司裡每個員工就像是一顆顆螺絲釘，如果其中一顆有了缺陷，就得換新的螺絲釘，以暗示的方式要他離職，而他也很識相地主動請辭，和太太角色互換，留在家裡當家庭主夫，一邊養病、一邊照顧小孩。公司要營運，老闆當然會有自己的考量，只是這樣的作法難免讓人覺得過於冷血、不夠厚道，我沒詢問該癌友為公司效力了多長時間，但如果我是資深員工的話應該會感到心寒吧！後來這位癌友在抗癌兩年後，就當天使去了。

當然也有聽到好的案例，一位在資訊業工作的癌友，治療期間公司直接讓她在家裡上班，於是她就在家寫程式，偶而需要開會討論才進公司，這樣過了一年多。今年過完農曆年她告訴我要回公司正常上班了，我還是叮嚀她千萬不要讓自己太累，我們的身體不比常人，可是十分嬌貴的，需要格外用心呵護！

註22：我從研究所畢業後，就一直在目前的公司服務。

當你決定繼續工作時

不管你是跟我一樣骨子裡就是個工作狂，還是有實質經濟上的需求，當選擇了繼續工作，首先一定要有個觀念，癌症的成因有百分之七十是後天生成，不良的飲食、生活習慣、心理壓力都可能導致正常細胞變成癌細胞，如果不檢討改變，癌症的病程很容易就走向不好的發展。

如果你現有的工作壓力很大，試著和公司討論更換工作內容或轉調至其他職位的可能性，但這可能需要一定規模以上的公司才有辦法，小公司常常每人身兼多職，執行上相對有困難。若公司無法配合，誠心建議癌友就不要眷戀這份工作了，人生有什麼比命還重要呢？辭去工作好好在家休養，等身體狀況穩定後再找份新的工作。李豐醫師在《善待細胞，可以活得更好》一書提到，在壓力之下，細胞會呈現奇怪形狀，而非健康的圓潤飽滿，可見壓力對於身體的影響有多大，人處於高壓之下是沒辦法養病的啊！

我以前的工作內容需要時刻關注著銷售數字，和公司營收相關，理所當然受老闆重視，工作起來很有成就感，但壓力也著實不小；生病後則調離了該單位，換到負責專案的部門。新的工作內容時間壓力較小，每個專案都是自己排定工作項目和日程，時間上較為彈性，也可配合回診、檢查的時間自行調整。真的很感謝公司能有這樣的安排，若台灣的雇主都這麼為員工著想，那每間公司都是幸福企業啦！

當你決定不工作時

恭喜你！表示你一天有二十四小時可以來好好的善待身體，讓癌細胞變成好的細胞。我的經驗是要妥善規劃自己的每日作息，每天躺著就會愈躺愈像病人。我認識一位罹患多發性骨髓瘤的趙大哥，原本是上櫃公司總經理，因為沒有經濟壓力，確診後就辭去工作專心養病。他跟我分享自己的體認：**疾病的療癒，不能光靠外在醫藥，而是要對自己身、心、靈與習慣，加以改變和翻轉。**

趙大哥靠著飲食、營養補充品、規律運動和充足睡眠，在沒有任何西醫治療下與癌症和平共處了三年，但最後仍不敵癌症病魔辭世。聽到他離開的消息我十分錯愕，因為他的大部分抗癌理念都和我一致，唯獨放棄西醫這點不同，造就兩個不同的結果。

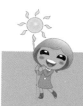

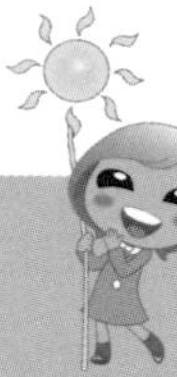

Cincia 的小叮嚀

如果癌友在猶豫要不要辭去工作，簡單問自己幾個問題就可以知道答案。工作壓力大嗎？上班能讓你感覺快樂嗎？如果工作能讓你感覺開心，可以分散對生病的注意力、壓力又不至於太大，我建議癌友是可以繼續工作的。

如果沒有經濟壓力又不喜歡上班的話，辭去工作也是很好的決定，重點是怎樣的做法會讓自己感到開心，就順著自己的心去做吧！沒有什麼比開心過每一天更重要了！

正常作息，規律運動

西醫還是目前癌症治療的主流，化療、放療、手術都是採破壞性的方法來殺癌細胞，治療的同時對病患身體傷害也很大。

遇過不少癌友想盡辦法要對癌細胞趕盡殺絕，接受了一連串治療折磨，卻沒有認真思考過自己為什麼會罹癌？心態、生活上也不做任何調整，這樣的癌友通常預後都不好。癌細胞是我們身體的細胞，是我們生命的一部分，就好比是自己的孩子，孩子變壞了，光打他、罵他有用嗎？是不良的環境造成孩子變壞，真正要改變的其實是環境（生活型態）。

世界上最長壽的女性瓊斯（Susannah Mushatt Jones），分享她的長壽祕訣是來自於睡眠、清心生活及正能量。她自己從不喝酒和抽菸，周圍也充滿關懷和愛心等正能量，由此可見生活型態的重要性。

癌友要先接受「與癌共存」的想法，依照病情接受適當的治療，比如像肺癌、乳癌初期，開刀還是最好的選擇；但同時要「內自省」，哪些生活壓力、作息、與壞習慣要改正，而不是眼裡只看到癌細胞，卻不調整生活型態，或只把重心放在積極做疾病追蹤，若發現指數稍微升高或淋巴變大一點就心驚膽跳，這樣反而容易惡夢成真。

先說說我生病前的生活作息：習慣晚睡，每天大概睡五個小時左右，周末往往睡到中午；運動以周末為主，跳跳肚皮舞或游泳，偶爾爬山，但平時幾乎不運動；三餐幾乎都是外食，早餐在美而美解決（住在新加坡的兩年，更是每天吃麥當勞的滿福堡加冰美祿），午餐以公司附近的簡餐為主，晚餐有時會因為加班很晚才吃，晚上回到家就隨便買個滷味果腹，愛吃脆皮雞排，平均一週會買一次，偶爾也會來杯含糖手搖飲料，儘管我都點半糖或三分糖，但其實含糖量還是十分驚人；也愛吃甜食，蔬果攝取量相對不足。雖然是不菸不酒，但現在看來這樣的生活習慣也是不及格。

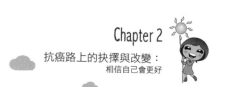

生病後拜媽咪鐵血般的紀律所賜，我的作息可說是有如軍隊生活般，日復一日、從早到晚照表操課，過得非常規律。每天晚上十一點前上床就寢，早上六點半起床，最早是每天至少做一小時的運動，主要在家中練習

平甩功及踩飛輪，有時還會跳「鄭多燕」來塑身一下，現在則是參加健身房的課程或使用滑步機居多。假日就去近郊爬山，呼吸新鮮空氣。「要活就要動」，縱使身體不適，還是要要求自己做一些輕鬆的運動，平甩功就是很好的一個選擇，我在住院期間一樣在病房內做，即使身體虛弱也是扶著牆壁在病房走動，就是不想讓自己愈躺愈像病人。

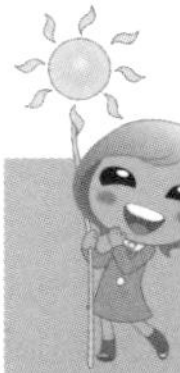

平甩功做法

雙腳打開與肩膀同寬，兩手平舉往前伸直，脊椎打直，然後兩手往下、往後甩，平甩每五下、膝蓋彈二下。也可以做高甩，就是配合吸氣改把手往上舉，手放下時再吐氣。（註 23）

註 23：平甩功為梅門李鳳山師父所創，建議可至 Youtube 搜尋平甩功標準示範影片。

該如何選擇合適的運動？

癌友應依照自己的體能狀況來決定適合的運動。在體力不佳的狀況下，應選擇較為緩和的運動，如氣功、瑜伽、甚至散步都可以，等到體力稍微恢復的時候，就可以增加運動的強度，慢跑、爬山、騎單車都是不錯的選擇。癌友不適合激烈運動，因為激烈運動會產生過多自由基，反而對身體帶來負擔。

游泳好嗎？經詢問劉博仁醫師（前澄清綜合醫院中港分院營養醫學門診主任、耳鼻喉科主任），他的建議是：「游泳是很好的運動，只是現在很多游泳池為了通過水質檢測，都加了很多氯，而離水面 10cm 氯氣濃度最高（剛好抬頭換氣），氯氣吸入體內會產生相當高的自由基，所以不建議癌友游泳，除非是去找高級的俱樂部以臭氧消毒池水。」

攝取天然、營養的食物

除了參考大量抗癌養生、食療的書籍外，許多親友也紛紛獻計，例如：化療期間一定要吃牛肉或喝牛肉湯補充蛋白質，這讓從小就不吃牛肉的我吃足苦頭，每天都得憋氣才喝得下；儘管我不斷抗議說蛋白質也可以由植物中補充，我已經天天喝豆漿，母親大人仍不為所動，每天都端來一大碗牛肉湯要我喝完。大家知道後來我是怎麼解脫的嗎？竟然是因為去拜了藥師佛，師公指示說我不適合吃牛、羊，我才終於擺脫天天喝牛肉湯的苦難。（我好說歹說比不上師公的一句話，泣……早知道一開始就去收買師公）

以下是我的飲食原則，提供大家參考：

全餐的概念

全餐＝1/4澱粉＋1/4蛋白質＋1/4綠葉蔬菜＋1/4其他蔬菜

- **澱粉類：**米、麵、饅頭、米粉等，基本上生病後，我就開始少吃白米，主食以糙米或十穀米為主，有時也會用紅薏仁當主食，一些加工食物如麵食、麵包、饅頭等都儘量少吃。

- **蛋白質：**肉、魚、豆腐等，肉品以選擇白肉（海魚、雞肉）為主。
- **綠葉蔬菜：**如菠菜、大陸妹、油菜、茼蒿、空心菜等。
- **其他蔬菜：**綠葉蔬菜之外的青菜，如高麗菜、南瓜、菇類等。

攝取全食物，不吃加工食品

把握當季、均衡、多元三大原則攝取全食物，「全食物」就是天然完整、未經加工精製的食物，減少不必要的烹煮加工程序，讓各種營養素搭配發揮協同效果。

加工食品不要吃，尤其加工肉品更是碰不得，例如香腸、火腿、培根等，世界衛生組織（WHO）已經發表聲明，加工肉品可能引起大腸癌，

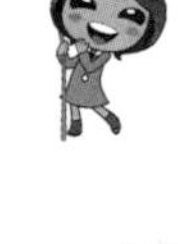

列為第一級致癌物質，這樣你還敢吃嗎？

切記我們要吃的是「食物」，而不是「食品」。

家中油品改為初榨橄欖油

初榨橄欖油的發煙點為攝氏一九〇至二一〇度，對於煎和烤（攝氏一二〇至一五〇度）、甚至一般油炸（攝氏一七〇至一九〇度）的需求是安全的，除非高溫油炸，才會用其他油品替代。不過家裡煮飯真的很少需要高溫油炸，也不建議這樣的烹調方式。任何油類只要達到發煙點以上，化學結構會開始改變，也就是開始變質，尤其會產生各種有害健康的物質、致癌物。所以記得不管用什麼油去來烹調，都不要將它加熱到冒煙再去烹調，以維持食用安全。

初榨橄欖油也依照味道與成分共分四級，依序為 **Extra Virgin**、**Virgin**、**Ordinary** 和 **Lampante** 四種，第四種 **Lampante** 的語源是「燈油用」，

酸度高、風味也不好，需要精煉後才可食用。建議選用特級初榨橄欖油（Extra Virgin）來做菜，儘管加熱會使橄欖油的特殊香氣喪失，其中的抗氧化成分（多酚化合物）也會被破壞，但起碼製造過程沒有經過化學精煉，用起來比較安心；家裡煮飯用的油也不多，就不需要過分節省，大餐少吃一頓就可以買很多瓶了，吃得安心健康最重要。

禁食所有燒、烤、油炸類食品，多用「水炒」煮菜

這我就不多說了，燒烤、油炸類食物在大家認知當中，應該都是不健康的，但就是看你能不能忍住囉！很辛苦沒錯，我以前超愛脆皮雞排、鹽酥雞，但現在連碰都不敢碰。

家裡烹調方式也跟著調整，多用「水炒」煮菜，水分會將溫度拉低到攝氏一百度左右，而大多數油類的發煙點都在攝氏一百度以上，所以炒菜時只要能把溫度控制在攝氏一百度，油就不會變質。

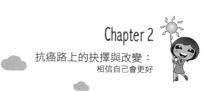

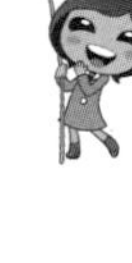

✿早餐改以蔬果汁替代

起初我以豆漿、蛋餅做為早餐，想換口味就吃媽媽做的茶碗蒸，朋友給了我一台強馬力果汁機後，我開始以蔬果汁當作早餐。使用材料有：

- **蔬菜：**青花椰苗、紫高麗苗、胡蘿蔔、馬鈴薯、蘆筍、番茄。
- **水果：**藍莓、黑梅、蔓越莓、火龍果（紅）、百香果、檸檬等，會依季節調整，除了莓果類水果是買冷凍的之外，基本上都是使用時令新鮮水果。

蔬果汁以蔬菜為主，水果為輔（比例約七：三），再加亞麻仁籽和黑芝麻各二匙，二十毫升有機亞麻仁油，最後加入少許的水下去打。與其說是「汁」，還不如說是蔬果「泥」更為貼切。

氣溫較低時可加點薑片或龍眼乾，調解蔬果汁的寒性，喝起來身體會覺得比較暖，不然天氣冷喝蔬果汁實在是件苦差事，尤其很多女生都是「冷肉底」，喝完真的會直打哆嗦。

Cincia 的小叮嚀

很多人問我，該怎麼飲食？要不要改成全素食？有很多的抗癌書籍會建議癌症病患不要吃肉，尤其是紅肉更不好。我個人的經驗是，治療期間能吃就吃，當然有些顯見就不該碰的就不要碰，例如：油炸食物、加工品、醃製品、甜食等，上述這些應該要從我們的飲食清單消失，其餘就想吃什麼就吃，胃口不好的病患如果飲食又限制太多的話，可能反而導致營養不良的問題。

「化療吃肉、穩定吃野菜」應該是比較理想的做法，我在化療、放療期間，媽咪都會自製滴雞精讓我補充體力，得先把體力維持住才有力氣抗癌啊！

化療期間味覺會改變，我當時只有對酸的東西比較有胃口，所以媽咪常煮清蒸檸檬魚給我吃，配五穀飯吃胃口大開哩！

✿ 禁食所有甜食

糖是甜蜜的毒藥！包括甜點、蛋糕、糖果、含糖飲料、蜜餞或罐頭等，都要儘量遠離；如果你是嗜糖一族，可使用甜菊糖、果寡糖、木寡糖或蜂蜜等天然甜味劑來替代，但建議避開人工甘味劑（阿斯巴甜）。對愛吃甜食的癌友來說，這點真的很煎熬，包括我在內。但我每次都對自己心戰喊話，不要為了一時的口腹之慾而養大癌細胞，千萬要忍住啊！

✿ 以堅果、水果當點心，水果空腹吃

少了甜食，非正餐時間肚子餓怎麼辦？就以堅果當點心，兩餐中間空腹吃水果。記得不是飯後吃水果喔！飯後吃易使水果中的有機酸與其他食物中的礦物質結合，影響身體消化吸收。水果種類我會和早餐蔬果汁錯開，這樣才可以吃到更多樣的水果。

自製蜆精、滴雞精

我所吃的標靶藥物其中一項副作用就是傷肝，因此服藥初期，廖醫師很謹慎地安排我每周回診抽血，主要就是為了密切觀察藥物對肝的影響程度。曾有一度肝指數過高（AST和ALT都達一百多，標準值為四十），家人商議的結果，決定讓我嘗試「蜆精」，因此媽咪便開始自製蜆精；在每兩天喝一碗的照護下，肝指數馬上就恢復正常，這時候才相信廣告中提到「蜆精是顧肝良方」，原來是真的耶！

每日至少喝水二千五百毫升（鹼性水為佳）

每天最好可以喝二千五百至三千毫升的水，可排毒兼沖淡乳酸（若有喝其他湯和茶，水的攝取量請自行斟酌）。開始時我每天喝檸檬水，後來索性把家中的濾水器換成鹼性離子整水器，每天喝水或煮東西都是用鹼性水，保持體內酸鹼平衡。

自製蜆精

自製蜆精肯定比市售瓶裝商品來的精純許多，且製作方式很容易，大家不妨動手試試看。

食材：黃金蜆四斤、老薑數片

工具：電鍋

步驟：

1. 購買黃金蜆：建議至傳統市場購買，一台斤八十至一百元不等，需詢問攤販是否要吐沙及吐沙所需時間。媽咪一次都是準備四台斤，完成後可以分四次喝。
2. 清洗黃金蜆表面：用乾淨的水反覆沖洗，直至表面無髒汙或淤泥。
3. 把薑片鋪在電鍋內鍋底部，再將黃金蜆鋪在薑片上方。
4. 電鍋加熱：加二米杯的水至外鍋（內鍋不需放水），按下開關；待開關跳起後，不要立即打開鍋蓋，再燜三十分鐘。
5. 將內鍋中的湯汁倒出來，就是蜆精啦！有沒有很容易呢？味道就很像喝蛤仔湯一樣，不會腥，比市售瓶裝好喝多了。
6. 分裝：放冷後用保鮮袋分裝（四台斤成品分裝成四包，分四回喝），再放進冷凍庫保存；要喝的前一晚拿到冷藏退冰，隔天一早加熱就可以喝了。

自製滴雞精

食材：全雞一隻（最好選放山雞）

工具：電鍋、蒸架、大碗一個、濾網（或紗布）

1. 買一隻全雞，切去雞頭和雞腳。（雞腿留著吃 XDD）
2. 從中間將雞肚對剖開來，用打肉棒將雞拍打至骨頭碎裂。
3. 取一個內鍋，裡頭倒扣一個大碗，將雞攤開鋪平在碗上。
4. 用鋁箔紙緊密覆蓋在鍋上，以免到時蒸氣滴入鍋中。外鍋鍋底放上蒸架，再將裝了雞的內鍋放入。
5. 外鍋注水，一次約兩杯量米杯的量，按下電鍋開關開始蒸，等開關跳起，再注入兩杯水，連續四次。
6. 最後一次電鍋跳起後，掀開鍋蓋將雞肉取出，滴下來的雞精會因真空原理全部都被吸入大碗中。
7. 將碗拿開，用濾紙或紗布過濾掉碎骨和雜質，就完成囉！大約可以滴出 300ml 的滴雞精。
8. 如果怕太油膩，可以放涼後冷藏，將上面的油脂刮掉後再喝。

以營養品輔助正規治療

目前營養醫學在抗癌過程中，已扮演重要角色，因為營養素可提供癌症病患重要能量，讓患者有足夠的免疫力、抗發炎能力來對抗癌細胞。

但請注意，營養品不能取代正規醫療（傷風感冒之類小病不算，可能吃個高劑量維他命C就好），千萬不要主客易位，認為吃了營養品就會痊癒。前文提到的趙大哥就是個血淋淋的案例。

很多癌友一定和我有相同的經驗，親友推薦的營養品真是多到數不清，起先我接收到這些資訊也是眼花撩亂，不曉得該怎麼選擇。最後都是靠自己多看書，並向專家請益，才決定自己該吃什麼。

我將這些營養品粗分為三大類：

熱量及蛋白質補充品

作　用：補充熱量及蛋白質，尤其對於吃下不一般食物的患者，此類營養品務必要補充，以維持病患體力。

代表產品：安素、倍力素、補體素、金補體素、完膳等。

建議買粉狀的，可依個人喜好沖泡，調整濃淡口味。我開始打化療時，鉑金類藥物的副作用很大，打完二十四至七十二小時內會嚴重嘔吐，經常吐到膽汁都一起出來，真的是超級難受！此時因胃口也不好，更需要補充營養品，在親友推薦下買了直銷公司的植物蛋白素和金補體素來吃，體重都有維持住，也沒有因為白血球過低而停止打化療。

為了快速補充蛋白質，媽咪也同時自製滴雞精給我喝（作法請見第一八七頁）；也有癌友大力推薦牛肉精，效果看來也十分不錯。

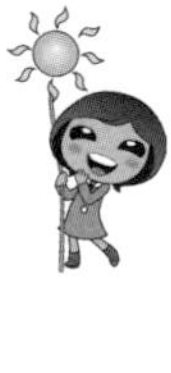

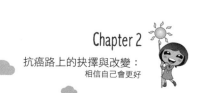

✿治療輔助補充品

作　用：可預防或緩解化、放療副作用。

代表產品：麩醯胺酸（註24）、益生菌、魚油（Omega-3）、薑黃素等。

● **麩醯胺酸**：預防及治療口腔及腸胃道黏膜破損。

● **益生菌**：改善腸道菌叢平衡，調節免疫力。

● **魚油**：抑制發炎。

● **薑黃素**：抑制多種癌症的發展。

常聽人家說化療後嘴巴會破，吃不下東西，這時候該怎麼辦呢？

我在還沒開始化療之前，好友A拿了兩瓶「速養療」（麩醯胺酸知名品牌）給我，說是可以避免化療期間嘴破，我當然欣然收下了，隨後上網查才知道

註 24：麩醯胺酸（glutamine）能促進細胞生長，故在化癌時能改善口腔潰爛；但同時癌細胞也偏好利用麩醯胺酸，因此阻斷麩醯胺酸的吸收與利用，也是最近抗癌研究的熱門方向。故也有醫師建議以短鏈脂肪酸或脂酸菌替代，如化癌造成口腔潰爛，可以用溫淡的綠茶含在口中，兒茶素會有助於改善。

速養療的價格實在是「貴松松」啊！還好朋友先贊助我兩瓶，揪感心！

它可以提供腸胃及口腔黏膜細胞生成時所需的特殊蛋白質。市面上有很多「麩醯胺酸」的產品，在台灣最出名的就屬「速養療」，我想幾乎沒有癌症病患不知道這個產品。Angela是我的死黨兼癌友，乳癌初期患者，一開始鐵齒沒吃，化療後嘴巴真的破了，只好趕快認真吃（她買其他品牌的），吃了幾天後嘴破情形馬上改善，後來她就乖乖按時吃了。

除了麩醯胺酸，癌友也建議服用益生菌、魚油、薑黃素等營養補充品，其實一般人吃也很好，所以這三樣營養品我也讓媽咪跟著我吃。

特殊補充品

作　　用：以預防保健為主

代表產品：牛樟芝、褐藻醣膠、華陽複方、天仙液、化療漾等。

我個人有長期服用牛樟芝膠囊，父親友人也曾向我們推薦過野生牛樟芝，但考量價格不斐且無法辨別真偽，便直接作罷。華陽複方、天仙液亦在友人贈送下吃了一段時間，兩者吃下來都感覺體力有比較好，只是價格都很不可愛，若要長期自費使用，實在吃不消。

這類商品售價通常偏高，多會標榜「抗癌」，但絕大多數皆未能提出明確的人體實驗數據，要購買之前請先想清楚。若是產品中強調「抗氧化」的功效，建議先和醫師或營養師討論補充時機，有些成分可能會和化療藥劑作用相抵，反而干擾藥物作用，造成負向影響。

算起來我一個月花在營養品上的金額要幾千元，不能說少，但相比有些癌友動輒幾萬、甚至十來萬元之下，我只能算是「小資抗癌」。我的想法是：**銀彈要留著點，也許將來有自費藥物的需要，千萬不要迷信營養品貴就有效。**

Cincia 的小叮嚀

長期服用營養品的心得，感覺自己的體力、治療後恢復速度等，在癌友當中應該算相當不錯的，廖醫師曾說過我的狀況在他病人當中排行前三名，不確定現在名次有沒有變更？但我自認應該是第一名才對吧！哈哈！

儘管營養醫學在抗癌上的重要性愈來愈被大眾接受，請切記一點，如果有人告訴你吃某樣營養品癌細胞就會消失，千萬不要相信，如果是事實的話他就可以得諾貝爾醫學獎，而且絕對有大量新聞報導，一堆癌友也會搶著購買，根本不需要這樣的銷售方式。

我也遇過有人向我推銷酵素，說他的顧客罹患血癌，只喝了四瓶酵素就痊癒，甚至還搬出某知名科技公司大老闆，說是喝他的產品康復的。真的很可惡！又一個想騙癌友錢的壞蛋，利用名人做廣告！新聞明明報導這位科技大老是靠中西醫雙管齊下治療，哪有吃什麼奇怪的酵素？當然這麼神奇的產品，價格一定不會是便宜的，每瓶一萬二，一個月要喝四瓶，等於一個月花四萬八千元買酵素，根本是搶錢吧！

利用別人有難而趁機詐財的人真的很可惡，難道不怕會有報應嗎？很多人就是看準了癌友及家屬無助著急的心理，以話術來推銷高單價的保健食品，金錢損失事小，最怕就是延誤了治療，導致不可收拾的後果，大家眼睛要放亮，千萬不要被有心人士給騙了。

Cincia 抗癌一日作息表

06:00 牛樟芝膠囊

06:30 喝蜆精（自製，約 1 斤的黃金蜆，2 天喝 1 次）

07:00 蔬果汁（600ml）

07:30 無糖豆漿（300ml）、水煮蛋（或蒸蛋）一顆

07:40 營養品：基礎營養素、魚油、CoQ_{10}、硒酵母、薑黃素

07:45 出門上班

10:00 吃標靶藥物

12:00 午餐（不限，但不吃油炸品 & 加工肉品，肉品以雞肉、魚肉為主）

13:00 營養品：基礎營養素、魚油、CoQ_{10}、硒酵母、薑黃素

14:00 綠茶（250~300ml）

16:00 水果餐盒 — 蘋果半顆、奇異果、芭樂、時令水果 2 至 3 種（5 種以上不同水果）

18:00 下班回家

19:00 晚餐（一般正常飲食，青菜為主、少肉，家裡烹飪使用橄欖油、海鹽）

20:00 營養品：基礎營養素、魚油、CoQ_{10}、硒酵母、薑黃素、益生菌

20:30 運動時間（1 小時）：飛輪（30 分鐘）＋平甩功（30 分鐘）

21:30 洗澡

22:30 就寢

※ 周末儘可能兩天早上都去爬山（中間不休息上下山約 1 小時）

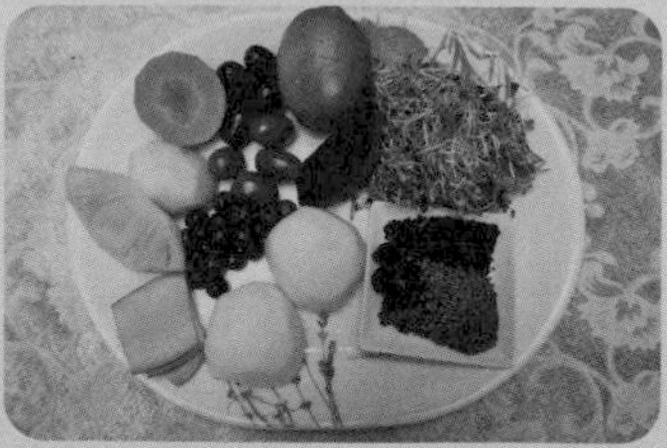

早餐蔬果汁的材料

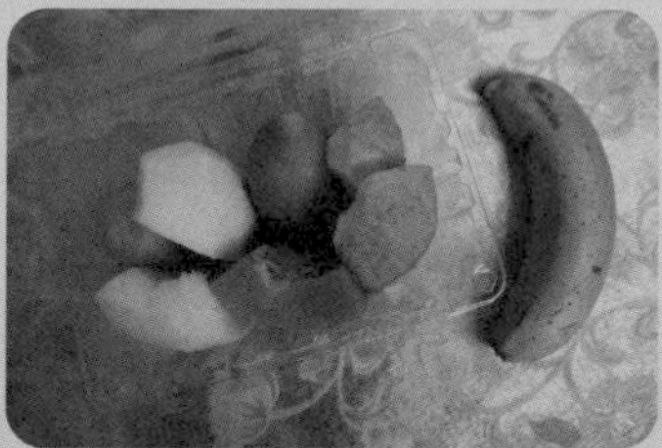

下午點心：水果餐盒

家人，是我抗癌最大後盾

有癌友跟我訴苦，生病以來每天都生活在水深火熱中，因為丈夫和其他家人的觀念是不要接受西醫治療，認為化療、手術等方式都只會讓身體更糟糕，希望她可以採用自然療法；而她本人想接受正規的西醫治療，卻換來家人的不諒解，認為她在自取滅亡，不斷的爭執搞得她心力交瘁。

我相信她先生和家人的出發點，都是希望她可以活下來，只是做法有很大的改善空間。**病患絕對有權利選擇自己認為安心和信任的治療方式**，在做治療決策前，旁人可以提供多樣資訊給患者參考，也可以一起參與討論，但一旦當事人做了決定，除非他的決定真的背離常理，否則就應全力去支持他。

我有個同事得知我生病後幫我查了許多資料，告訴我什麼該做什麼不該做，甚至連治療計畫他都有意見。如果不照他的建議，他會不死心地重複講，想要說服我，根本就是疲勞轟炸。有一次住院，他又來對我「說教」，那時我躺在病床上非常虛弱，終於忍不住請死黨出面，說我想休息，將他請出病房，這才讓耳根子清靜不少。

表達關心是好意，但用錯方式的話反而會帶給對方壓力，尤其在對待罹癌親友時，更應該要注意，罹癌者本人心裡就需承受死亡的恐懼，實在不應該再將壓力加諸在癌友身上。而癌友的態度也應堅持，生命是自己的，當然要自己做決定，即使失敗了也是自己選的，後果自行承擔。

我的犀利媽咪，抗癌路上最大功臣

很慶幸這一路走來，家人總是無條件支持我的決定，默默給予最大的支持。抗癌路上，媽咪是與我朝夕相處的親人，也是每天幫我準備各式營養品的大功臣。滴雞精、蜆精等日常保健食品，媽咪都不假他人之手，親自為我熬煮、製作；而且這不是一、兩天而已，我抗癌七年多，媽咪就做了七年多，從來也沒喊過累。朋友找她出遊，媽咪也只選擇去一日往返的行程，除非是我出國期間，她才可能和朋友安排過夜的旅行。其實我也勸過她很多次，我可以照顧好自己，不然我有時出國，她也都不在身邊，我仍然可以把自己打點好！但她就是很堅持，認為自己有照顧我的責任，只要我在家就是得把我顧好。（看來為了孝順媽咪，我就只能常飛出國，好讓她可以休息了，哈哈！）

媽咪說女兒只要還沒有嫁人，永遠就像長不大的孩子，尤其我又是愛撒嬌的小女兒，自然媽咪就把我當小孩一樣對待。

生病後我跟媽咪的關係反而更親，以前她總用一句台語俗諺形容我：「出去像不見，回來像撿到。」我從小就好動，不喜歡待在家、總愛往外跑，長大後也是一樣，老是喜歡把行程排滿滿，自以為這才是充實的生活。

確診罹癌後，不管是住院或是在家休養，總是媽咪在照顧我，相處時間多了，自然我們也開始愈聊愈多。漸漸的，媽咪幾乎認識了所有跟我要好的同學、朋友以及同事，所以現在出門她都會問我跟誰出去，這是過去不曾有的。

而我也開始改變自己與她的說話方式，愛要及時，所以我常會告訴媽咪我愛她，或是誇讚她煮的飯菜好吃（這絕不是善意的謊言，我媽咪的台菜比外面很多有名餐廳還好吃），雖然媽咪都會笑著回應：「妳嘴巴是吃了蜜糖喔！這麼甜！」然後我會回應：「妳又不是不知道我不能吃糖，所以我的話最誠懇了！」

媽咪是標準的「刀子口豆腐心」，耳根子非常軟，心地也很好，除了認養貧童，亦經常捐款給需要幫助的家庭；但就是比較不會說好聽的話，講話從不拐彎抹角，非常直率，我這點肯定是遺傳到她。雖然我從小被訓練到大，照理說應該很習慣媽咪講話的方式，但仍常常被她的「口刀」傷到體無完膚，有時甚至有萬箭穿心的感覺，我這樣比喻絕不誇張，舉個例子跟大家分享。

確診初期在家靜養期間，有次大姊回家看我，媽咪拿出一疊抽獎券要大姊幫忙填寫資料。

「小妹每天在家沒事，妳怎麼不叫她寫就好？」大姊問。

「拜託～如果她那麼幸運的話，還會癌症末期喔！趕快幫我寫一寫啦！」媽咪直白回答。

大姊和我對看了一眼，就默默低頭專心寫抽獎券。我則是在旁邊抗議，跟媽咪說她講話太傷人了，一般病患承受得住嗎？竟然覺得我得到癌症就表示運氣不好，所以抽獎也不會抽中，太殘酷了啦！說不定物極必反，之前的壞運已經一次用盡了，現在開始我的人生會一路順遂的。

有媽的孩子像個寶，這點我真的體悟很深，抗癌這一路走來，有著媽咪無微不至的照顧，我總是可以恢復得很快，化療期間也從沒有因為白血球不足而延期治療，我覺得這和營養的補充有很大的關係，媽咪總是能煮出好吃的菜來刺激我的食慾，所以我一直以來比較沒有食慾不佳的問題。

各自用不同方式關心我的父親和三位姊姊

除了媽咪照顧我，三個姊姊也用各自的方式在協助、支持著我。大姊

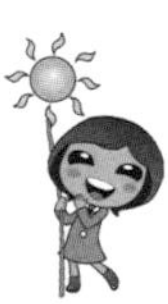

在我腳水腫的時候天天幫我按摩腳，還有開刀後傷口需要換藥，都是大姊回家協助（因為媽咪不敢看到血）。二姊每天下課後就是趕去廟裡拜拜，連續拜了好幾個月，直到我穩定後才改成初一、十五去拜，後來還跟廟公成為了好朋友。三姊交遊廣闊，從她朋友那裡幫我張羅了不少東西，包含氧氣機、牛樟芝膠囊等，替我的荷包省下不少錢；她也請師父來家裡看風水，幫我去煞、改運等。雖然我們四姊妹從小吵吵鬧鬧，長大有時也會嘔氣不講話，但生了重病才真的讓我感受到姊妹情深，也默默在心裡告訴自己一定要對姊姊們更好。

至於我的父親，當然也有他關心我的方式，只是照顧我的重擔大部分還是落在母親身上；父親退休前忙著經營工廠，四個女兒主要是母親在照顧，可以理解他不知道怎麼應對。父親的做法是四處幫我求神、拜拜，他總是從朋友那邊得知許多偏方，然後興奮地回家問我要不要嘗試看看，雖然十之八九都會被我拒絕，但他還是三不五時給我這方面資訊，要我上網查查可不可信，決定要吃的話，他再去幫我準備。

朋友，強化我抗癌決心

有癌友說過，在生病時，最難受的並不是化療造成的身體苦痛，也不是沒了頭髮，而是身邊的朋友因為常陷入「不知道該說什麼」的尷尬局面，漸漸減少聯繫。失去朋友的孤寂感，可能是病人最不能接受的事。

如果你的身邊有人罹癌，請千萬不要害怕對他伸出友善的手、燦爛的笑容。人在面臨巨變與巨大壓力時，往往會把自己封閉起來，但這樣反而讓自己的心理狀況更差，也減少了面對治療的勇氣。這時身邊的人若能及時給予支持鼓勵，可能就能協助癌友渡過一個最大的難關。如果不知道怎麼給予支持鼓勵，其實「陪伴」本身，就能帶來強大的支持力量。陪伴時只需要靜靜的坐在他的身旁，傾聽他的困難與痛苦，就是這麼簡單！

我真的很幸運，周圍有這麼多親朋好友的陪伴與支持，謝謝你們一路以來給予我的愛和包容，讓我時時刻刻處於充滿愛的環境，更能激發正向能量。

✿死黨貼心陪伴，有妳足矣！

媽咪是位很堅強的女性，總是以非常正面的態度鼓勵我要積極抗癌，多吃保持體力，與癌細胞和平共處，但她難免也會有多愁善感的時候。某日，媽咪坐在沙發上看報紙，突然眼淚就流下來，我被嚇到了，馬上趨前安慰她，詢問她發生什麼事情了？

媽咪說：「我好擔心我會比妳早死，妳現在都要人照顧，我要是比妳早離開的話，誰要來照顧妳啊？」

當下我閃過的第一個念頭是：「媽咪，不要哭啦！我覺得我比妳早死的機率大很多，妳吃得那麼養生，又天天爬山、騎飛輪，肯定會活很久很久。」但話到嘴邊又吞了回去，我這樣說出來應該會被揍吧！只好安慰她：「不要想那麼多，我現在不是好好的?況且我覺得我愈來愈健康了，說不定奇蹟會發生在我身上喔！」媽咪聽完還是自顧自地陷入感傷的情緒中，並揮手要我不要搭理她。

隔日和死黨小琪、瑜芳聚餐，我轉述我們母女間的對話給她們聽，沒想到她們聽到我媽的擔憂後，瑜芳不加思索地說：「我們會照顧妳啊！叫陳媽媽不用擔心啦！」然後小琪也接著：「對啊！我們可以來照顧妳，陳媽媽可以放心，我們倆個應該算可靠吧！」

其實我沒有料想她們是這樣的反應，當時純粹只是要分享我和媽咪的相處過程，但瑜芳和小琪的回答真的讓我好感動，雖然當時是邊聊天邊吃著Pizza和義大利麵的輕鬆氣氛，但我內心卻波濤洶湧，有好友如此，夫復何求？（這時候真的覺得朋友比男人還要可靠多了！）

與癌友相處：傾聽、陪伴、平常心

身體健康的人確實很難體會癌友的心情，這也是部分癌友選擇封閉自己的原因，認為周圍的人不了解自己。要怎麼與癌友相處才合適呢？我自己觀察有幾個重點：

1. 多傾聽，讓癌友盡情宣洩情緒

有癌友告訴我，最討厭聽到有人安慰他：「我完全可以懂你的心情和感受」，尤其當這個人身強體壯的時候，聽起來格外刺耳。

面對病痛，癌友們儘管坦然接受、積極治療，難免有時會感到害怕及恐懼，年輕的癌友在情緒上可能更加激動，因為覺得自己年紀輕輕罹癌，因而埋怨上天不公平的安排。此時在旁邊的親友，只要讓他把情緒發洩出來，生氣、難過、沮喪都可以，就是不要悶在心裡。而**陪伴者只要「專注傾聽」，在一旁靜靜地聽，別急著安慰、也不需要表達太多自己的心情，只須當癌友情緒的出口就行**。

2. 陪伴是最好的方式

安慰有時候**不需要太多的言語，多陪伴是很好的方式**。可以試著詢問：有沒有想去哪裡走走，讓我陪你一起去？有沒有什麼事情我可以為你做的？陪伴就診、幫忙收集抗癌資訊，甚至跟著他一起閱讀抗癌書籍，討論接下來的抗癌行動計畫，這些都是比較積極性的作法。

我很幸運，確診初期有死黨小琪和瑜芳幫我整理了「抗癌資料夾」，裡面包含了預計採用的化療藥物可能副作用、如何緩解等，各類營養補充品資訊、化療注意事項、化療飲食問題和對策、健康食譜（PS. 這應該是幫我媽咪準備的，哈哈），還有記錄表，用來記錄自己接受的各項檢查和治療，每天身體的變化，包含體重、體溫及副作用等，方便回診和醫師討論。這本抗癌資料夾在抗癌初期真的發揮了很大的功效。

3. 以「平常心」對待癌友

不要把癌友當病人，更不要把我們當成得了絕症的人。我認識不少癌友罹癌後都選擇只讓家人知道病況，朋友、同事完全不知情，因為他們不想要別人對待他們的方式有所不同。

媽咪雖然反對我重回職場，但開始工作後，又不希望我常請假，因為她覺得公司對員工很照顧，我應該要努力工作回報公司，除非身體真的很

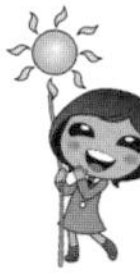

不舒服，否則她都希望我可以照常上班；反而是有時進了公司，主管看我臉色慘白，要我趕緊休假回家。我敢說媽咪如果有上班的話，肯定是位盡責的好員工。

在我病情穩定後，姊姊們對待我的態度也一如往常，繼續交辦我幫忙做事，家族旅遊也由我一手包辦，還提醒我休想用生病當理由，推託旅行社兼導遊的責任！漸漸地，所有的人把癌症末期的我當成得慢性病一樣，認為我只要按時服藥就可以控制住，讓我即使有時想搬出「癌症病患」的身分耍賴一下、使喚別人都不行。

親友們戒慎恐懼、自我犧牲的態度，不但不會讓人感到安慰，反而會令癌友覺得受傷。因此與癌友相處，就是抱持「平常心」就好。

調整心態，相信自己「會更好」

抗癌的第一步就是要調整心態。

悲觀認為蔓延到全身就無可救藥，或是樂觀認為單靠化療、手術就會痊癒，或是光靠飲食療法就能康復，我覺得都不是正確的觀念。**多管齊下才可以提高治療成功的比例**，才有機會遠離癌症、恢復健康。

無論面對哪種情況，要抱持著「會更好」的信念。

勿看到存活率數字就恐慌

很多醫師會要你不去理會存活率，說那只是統計數字，沒有什麼意義。但實際上，幾乎所有的癌友或家屬一定會想知道，總要先掌握情資，心裡才有個譜，知道後續如何對應。當然，查詢後的反應每個人都不同，有些人看到五年存活率低於五成，可能就覺得無法接受，如同我當時查到的數字——肺癌第四期的五年存活率是4％，看到當下也覺得很挫折，這數字

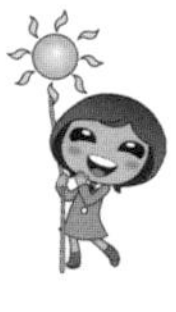

完全打趴了癌友的士氣！**但隨後想想，哪怕只有1％的存活率，就意味著有人可以活下來**，我還年輕，也沒有重大不良惡習，一定有很高的機會成為4％的一份子，所以我得努力看看，沒有理由一開始就認輸。

找過來人（抗癌前輩）聊聊是很棒的做法，不僅可以強化我們的信心，更可以幫我們過濾一大堆無用的資訊。我記得第二次住院檢查時，隔壁病床有位年輕癌友住院打化療，一樣是躺在病床上，我很虛弱地在閱讀抗癌書籍，但她卻開心與先生討論著各種話題，晚餐要去美食街吃什麼、明天出院後要去買什麼東西、幾個月後的旅遊計畫等等，言談之中讓人完全察覺不出她和我一樣是肺腺癌第四期的患者。

當下對我的衝擊是很大的，原來癌症病患也可以活得這樣正向樂觀，暗自決定自己要像她一樣。在她出院前，我終於找到機會和她聊聊，當時她已經確診治療兩年多，都是一直採取化療治療。短暫聊天過後，不僅大幅降低了我內心的不安感，對化療也不再恐懼。

我後來常拿４％的數字來提醒自己，**正是因為存活率較一般癌症低，自己要做更多的努力，才有機會成為幸運的存活者**，什麼努力都不做的話，奇蹟是不會降臨到你的身上。

做足功課，做好長期抗戰的準備

有位資深同事Ｌ確診為肺腺癌三Ａ期，手術出院後我去家裡探望他，也順便帶了幾本抗癌相關書籍給他參考。

後來才聽說，他婉拒了多位同事的探訪，所以大家都只能透過電話來表達關心。我倆工作上的交集不多，再加上他近年長期派駐大陸，可能一年都沒見到一次面或說上一次話，我想他願意讓我去探視，不是因為我跟他十分熟識，而是我可以分享一些自身經驗。說實話，我一點也不希望認識的人需要我分享這種經驗，我希望周圍的親友、同事們都能健健康康無病痛。

同事Ｌ也選擇在臺大就診，一開始掛胸腔外科，都已經開完刀了我問他是哪種類型的肺癌時，他竟然表示不清楚，但確定跟我不一樣；結果，兩星期後打電話跟我說自己也是肺腺癌。**建議各位癌友，一定要確實掌握自己的病情，就算醫師沒說明清楚，自己也要主動開口詢問，千萬不要不好意思**。有癌友跟我說，每次準備問題去見醫師，但往往一進到診間就忘記問，只好又把問題帶回家。這情況我也發生過，一見到廖醫師聊起來之後就忘了要問什麼（不要提醒我該吃銀杏了），所以後來我都會事前寫在記事本上，等見到醫師時即可逐一詢問。如果臨時有問題想要諮詢，建議大家可以**善用醫院「個案管理師」**（簡稱「個管師」）的服務資源，透過專屬的個管師來協助詢問醫師建議或臨時掛號，都是非常方便的。

雖然這樣說，其實我自己與個管師幾乎沒有互動過，倒是藥物試驗計畫的研究助理至純給了我許多的協助。二〇一四年一月得了急性肝炎時，也是透過她緊急聯絡廖醫師，隨後立即轉診臺大。無法想像如果當時繼續服用克流感的話，會發生什麼事情？所以啦！參加研究計畫除了享有免錢的藥物，還有等同於專屬醫護人員的照護，真是一舉兩得啊！（突然對藥物試驗計畫歌功頌德了起來，哈！）

同事L手術完後轉診腫瘤醫學部，醫師建議打預防性化療；同事L便四處打探癌友施打化療的狀況，然後愈聽愈慌張，對化療充滿了恐懼，甚至還擔心到失眠，怕自己撐不了化療這一關。在聽完我的經驗分享後，L說我是極少數幾位帶給他正面力量的人，聽到這點，我真的覺得很欣慰，或許帶給他人正面能量是老天賦予我罹癌後的使命吧！所以我要繼續加油，持續散發正面能量給各位癌友及家屬。

我不會說化療不辛苦，打六次愛寧達併用順鉑，也讓我吐到昏天暗地（後來單打愛寧達就幾乎沒太大副作用），但想到一時的辛苦可以換來健康的身體，這一切就都值得了，因此再怎麼樣也要咬牙撐下去。

有癌友問過我：正值人生黃金時期卻罹癌，而且是死亡率最高的肺癌，一定會想要怨天尤人吧！怎麼調整心態的呢？這問題很難回答，**我當初一心只想要活下去，專注於「如何存活」這件事，沒有多餘的心力去怨**

天尤人，因為那對我想達成的目的一點幫助也沒有，不用浪費時間在上頭。如同在打仗時，見到敵軍個頭十分高大威猛，如果此時埋怨我方士兵體型弱小，除了動搖軍心之外恐怕沒有任何助益。既然遇到問題了，就得設法解決它，積極、勇敢去跟它正面對決，才有勝利的可能性。

建議癌友可以找些抗癌成功人士撰寫的書籍來看，像是李豐醫師的書籍《我賺了30年》、《善待細胞，可以活得更好》等，就帶給我強大的正面能量。

藥物出現抗藥性時，坦白說我也會感到受挫而沮喪，彷彿努力很久卻得不到好成績的孩子般，以前求學過程或職場上不曾有過這樣的挫敗感。這絕對是正常人的反應，不要覺得自己太脆弱或不夠勇敢。但不可以讓自己陷入悲傷的情緒太久，要儘快打起精神，因為沒時間自怨自艾，唯有積極堅持才能有戰勝的機會。**抗癌這條路不是努力就一定有收穫，但不努力就一定無法存活**，這聽起來讓人感覺很無奈，卻是不爭的事實。

希望各位癌友不管此時身體狀況如何，一定要堅持到底，我也會與大家一起努力到最後一刻的。

面對藥物抗藥性或復發

幾位癌友跟我說，癌症復發比當初確診罹癌時，打擊還要更大。當他們努力走出罹癌低潮、積極接受辛苦的癌症治療、遵循醫囑並大幅調整生活型態後，一心認為自己能找回健康，卻遭受癌症復發的打擊。就好像是下定決心認真讀書的學生，考試成績卻未見起色，可能反而退步，這肯定令人感到很挫折，甚至出現無法接受的心態。

我沒有復發的經驗可以分享，因為肺癌第四期幾乎沒有治癒的機會，主治醫師一開始就明白告知：「能長期控制就是最好的狀況了。」有時候朋友同事看我精力充沛的模樣，會問我是不是已經痊癒了？當我回答需要一直以藥物控制時，對方往往流露出同情的表情。但我完全不覺得自己很悲情，反而**很感謝現在有藥物可以控制住我的病情。心態上的調整方式就**

是把癌症當成慢性病來看待，許多慢性病患者也是靠藥物控制病情，唯一的差別在於藥價天壤之別，癌症用藥的價格往往高不可攀，還好台灣有健保制度，造福了許多的重症患者，讓我們一起高喊：「感恩健保，讚嘆健保。」

面對藥物抗藥性或復發時，如何跳脫負面情緒的拉扯，讓自己保持正向思維？和大家分享以下幾個方式：

1．讓情緒自然流動

面對癌症復發或出現抗藥性的狀況，我們當然會感到難過害怕，這是很自然且正常的反應。當我的化療藥物出現抗藥性時，肺癌引起的症狀全都回來了，又開始不停咳嗽、肺部產生積水。之後的治療會順利嗎？過往努力的方向錯了嗎？越想這些問題就讓我越感到不安。我躲在房間大哭一場，找幾個知心好友聊聊，心情平復很多，也決心積極面對接下來的考驗。

當你需要的時候，就允許自己好好哭一場，如果你不好意思在別人面

保持好心情 Tips

1. **盡情宣洩情緒**

癌友可以生氣、難過、沮喪，就是不要憋在心裡，盡量把情緒發洩出來；給自己充分時間，好好面對罹癌這件事，學會接受事實。

2. **寫日記／網誌**

是不用花錢的自我療法。

3. **每天看一部搞笑影片、喜劇或數則笑話**

目的是讓自己大笑，大笑是最經濟實惠的身心保健法，已有許多科學研究證實大笑確實對身心有益，所以癌友請設法讓自己每日大笑。

4. **每天至少做一件讓別人開心的事情**

稱讚他人、協助他人完成事情、讓座、捐款、當義工、甚至請別人喝杯咖啡都可以，你會發現讓別人開心的同時，自己內心也會得到滿足。

5. **打扮自己**

即使治療期間也要常常打扮自己、化上淡妝，對鏡子露出微笑，讓別人看不出病容，當然這樣有個壞處，就是搭大眾運輸工具時不會有人讓座給你。

6. **適度運動**

適度運動可刺激大腦分泌「腦內啡（endorphins）」，舒緩緊張或憂鬱的情緒，產生愉悅感，甚至提高對疼痛的耐受力。

7. **接近大自然**（每週至少一次）

接近大自然能讓人感覺放鬆，感官也會受到愉悅的激發。推薦癌友去登山，既可以呼吸新鮮空氣又可達到運動目的，不見得要爬百岳那樣的大山，能持續爬郊山即可獲益不少。

8. **學習有趣的新事物**

不限類型，只要你覺得有趣，學習起來開心就行。

9. **和親友、老同學、童年玩伴一起回憶當年趣事**

10. **參加癌友團體**

除了和癌友交流資訊，更重要的是可以相互鼓舞、彼此勉勵。坊間有許多針對癌友的非營利社團可以參加，如癌症希望基金會、癌症關懷基金會、乳癌防治基金會等，這些社團都會定期舉辦講座或課程，大家不妨多留意一下，可以藉由參加活動認識其他的癌友，大家互相加油打氣。

前哭，就一個人的時候再哭。你越是抗拒自己的情緒，它會越干擾你。因此不要壓抑自己的情緒，讓它自然流露出來，這往往會讓你平靜下來。只有正視且接納自己的悲傷反應，才能進一步思考如何照顧情緒、照顧自己。

但並非我們就該經常讓自己處於被情緒淹沒、傷心難過的狀態；如果我們意識到自己經常被情緒所困，感到沮喪、焦躁，甚至對生命絕望，而且一發不可收拾，就該尋求專業人員協助，讓自己的情緒恢復到健康平衡的狀態。

2．專注於當下

當你感到恐懼或焦慮時，如果能把心思帶回當下，將對你有很大的助益。提醒自己，你所擔心的事情此刻並沒有發生；就像之前我擔心下一階段的治療會沒有效果，真的只是浪費生命，因為擔心並不會讓治療結果更好，可能還會造成負面的影響。

我們不能改變過去，卻可以在當下採取改變未來的行動。致力於當下，同時也為了將來而努力。如果可以充分活在當下，我們會更加樂觀，也對未來更具信心。

3．走進大自然

你有多久沒有到戶外，享受陽光、看看藍天白雲、聽聽蟲鳴鳥叫？無論身在何處，只要我們留意，一定有美景可看。窗台的小花、電線桿上吱喳的麻雀、路旁綠意盎然的行道樹，都生氣勃勃地展現生命力。

走出戶外，可以讓我們脫離所處的環境、甚至可以暫時擺脫現在的煩憂。住在寶島台灣真的很幸福，一年四季都適合外出，沒有賴在家裡的好藉口。週末我最常做的事情就是爬郊山，時間不須太長又可達到運動效果，同時可以吸收山上新鮮的空氣，真可謂一舉數得。

改變一下環境對我們的身心都有好處。欣賞周圍的景色，恣意沉浸在自然美景中，度過一段有助於我們身心靈放鬆的時光。

如果今天天氣很好，就請你走出家門，走進大自然！

把握當下，活出生命的美好

朋友T的父親在二〇一三年中檢查出罹患肝癌末期，才幾個月的時間，便傳出病危的消息，在國外工作的他連忙搭機回國，仍趕不及見父親最後一面。和多數海外遊子一樣，T是家中的獨生子，家境不算富裕，但父母集家中的資源來栽培他；而T也很爭氣，申請到國外大學的獎學金出國留學，畢業後就留在當地工作，想說拿到居留證後，可以接雙親來當地生活，好好侍奉他們。但人生往往不是照著我們設定的劇本演出，父親突然的過世對T衝擊很大，他說父親這輩子都沒有享福過，一直以他為榮，T也很努力地工作掙錢，希望能光宗耀祖，但如今來不及盡孝道，父親就離開了，這是他覺得最遺憾的地方。

記得檢查出罹癌時，我才驚覺，自己總是以工作為重，彷彿工作就是生活的全部，每天花至少八、九成的心力在工作上，就為了那虛榮的成就感。但在生命交關的時刻，自己的心思卻都是掛念著所愛的人，還有長久以來想做卻沒有去執行的夢想。工作呢？此時此刻變得十分微不足道。自己真正掛心的人、事、物，先前卻沒有花足夠的時間去陪伴、去實現，這聽來很弔詭，但我想多數人的情形應該都跟我一樣，時間的分配上就是這麼不合理。如果正在閱讀此書的你也是一樣，或許該思考人生真正重要的優先順序，好好珍惜所愛的人，往後才不會有所遺憾。

除了T的父親，這幾年也接連聽到友人、同事罹癌的消息，每回聞訊都是一次又一次的衝擊，癌症病患真的愈來愈多，很多年紀也都很輕。無怪乎醫師告訴我，把癌症當作是慢性病來看待，得這種病就是得終生與它為伍，在兼顧生活品質的情況下與癌細胞和平共存。雖然不能治癒，但用藥物來控制，不管是標靶、化療、或是放射治療，長期抗戰就對了！A藥出現抗藥性，就改用B藥，又沒用再換C藥，反正一直會有新藥出來，只要你得的病不是少數人得的，藥廠都會努力研發新藥來獲利的。由於肺癌的病患人數、死亡率都很高，各大藥廠都在搶食這塊大餅，因此藥品推陳出新的速度很快，表示我可以有很多不同的機會來治療，這點不知道算不算值得慶幸？

現實是很殘酷的，許多晚期癌症病患很快就走了，能長期抗戰的人畢竟是少數。以五年存活率這個統計數字來看，肺癌四期為4.6％，肝癌四期則為9.4％，乳癌高一點，第四期還可以到24.2％（註25）；看到這樣的存活率數字，一般人都會被嚇到，但只要存活率不是0％，就有機會可以存下來，癌友一定要繼續努力，相信自己就是會幸運存活的那一個！！我很喜歡戰友卡斯柏講過的一句話：「即使只有1％存活的機率，我們都該以100％的精神去努力爭取。」與各位癌友共勉之！

綜觀這些日子以來，我的生活有了極大的轉變，以前幾乎生活的重心都在工作上，現在則是在工作和生活間去取得平衡點；工作時努力工作，下班後就不碰工作的事情，嚴守「OFF哲學」，充分享受休閒的快樂。說實話，在競爭激烈的職場環境中，要做到這樣並不容易，但我時刻都會提醒自己，有什麼比性命還重要呢？想到這裡，該放下的就讓它去吧！我就當作多活一天賺一天，開心過日子最重要。

面對治療副作用，多想想治療後的效益

接受化療時，經常需要同時施打並口服類固醇藥物，我當時詢問醫師：類固醇是不是會有一些副作用，如月亮臉、水牛肩等。但醫師表示我使用的劑量應該不至於引起這些反應，聽完我這才放下心來，哪一個愛美的女生會想變成「金剛芭比」啊！

雖然當時我仍然半信半疑的，總覺得自己的臉慢慢地變圓潤了，怎麼醫生說不會有影響呢？直到後來整理照片才赫然發現（正確來說是被自己的照片驚嚇到），怎麼自己已經變成滿月臉？每天照鏡子沒感覺，但和之前照片一比就明顯可以看出差異，臉的大小至少差了一．五倍，連眼睛都因臉上過多的肉推擠而變小了，難怪那時候怎麼拍照都覺得不好看，還嫌棄朋友拍照技術差，根本就是自己臉太肥腫了！

改成標靶治療後，藥物副作用也一度困擾著我，除了服藥初期全身皮膚起了紅疹（約莫一個月後消除），每天的腸胃絞痛更叫人難受，常常痛

註 25：2004~2006 年統計結果。資料來源：衛福部國民健康署癌症登記系統。

到想在地上打滾。我告訴自己，每天只要疼痛兩個小時，就能換得二十二小時身體的健康，這交易還挺划算的；當疼痛緩解時，我常有種如獲新生的感覺，那也是我一天中最開心的時候。

癌症治療經常伴隨著副作用，藥物副作用或不良反應在每個人身上的表現並不一樣，每個人對於副作用的忍受程度也不盡相同，我曾遇過有癌友因擔心化學副作用，轉而選擇較為輕鬆的另類療法，結果不到半年的時間就嚴重惡化，才又緊急回醫院尋求協助。

天下沒有白吃的午餐，也沒有不勞而獲的事，那為什麼在這場對抗癌症的戰爭中，有癌友會奢望不付出代價而打贏這場戰爭呢？不受點傷、流點血又如何能戰勝頑強的敵人？

面對治療副作用，「**轉移注意力**」是很好的方式，將焦點放在治療能帶來的益處上，幫助我們有更好的生活品質、讓我們生命得以延續，而不是因副作用難受就輕言放棄。就我自己的例子，只要一想到癌細胞控制不

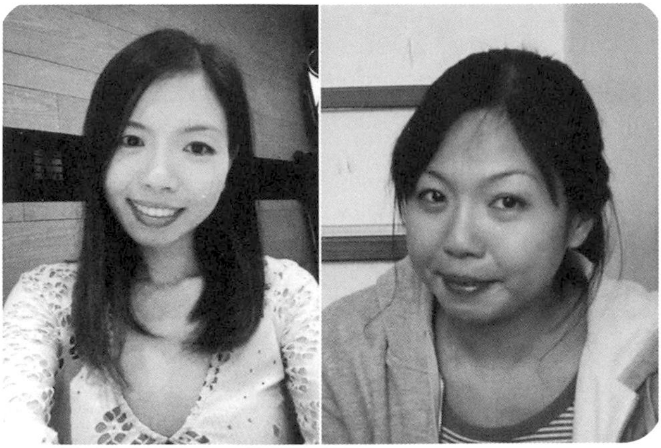

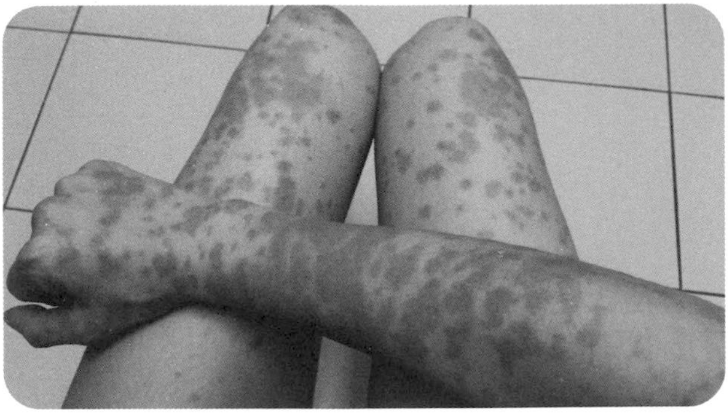

▲類固醇讓我漸漸變成月亮臉，和之前的照片一比較，實在嚇壞我了！

◀服用標靶藥的副作用之一：嚴重皮膚過敏，全身起紅疹。

住，肺部會開始積水，喘不過氣的感覺超難受，晚上也不得好眠；而只要病情控制住了，每天還可以四處趴趴走，雖然偶而會有不舒服，比起全天二十四小時的不適感，幾個小時的不舒服還是相對好很多，對吧！

我有位肺腺癌四期的戰友——彭姐，吃口服標靶藥物妥復克（Afatinib）超過一年的時間，愛美的她滿臉全是藥物引起的紅疹，頭上也滿是膿包，雙手雙腳有十多根指頭因甲溝炎而疼痛不已，我看了都覺得心疼。但她總說：「副作用怎麼樣我都不管，只要讓我活下去就好，我想陪伴孩子長大。」如此正向的想法令人激賞，這才是抗癌該有的態度。

購買假髮

因為全腦放療的關係，我變成了光頭造型。除了頭巾、帽子等必備行頭，假髮對女性癌友來說絕對是不可或缺的物品。

起初想說過渡期不需要花大錢買假髮，網路上幾百塊就有，而實體店家販售的動輒好萬元，有些甚至還破十萬元（是金絲做的嗎？），價差實在很大。我心想，店面因為有租金、又有人員服務，這些成本最終都會反映在假髮的售價上，好像沒有必要去店面買，於是就網購了兩頂九百九十元的假髮。

媽咪每次看到我戴就會碎碎唸：材質很差、不透氣、可能含有塑化劑等之類的話。我敢打包票她唸我至少二十次以上，這次我也真沉得住氣，竟然可以被她嘮叨這麼久仍不為所動。

直到某天中午家族聚會，我戴了其中一頂假髮出門，餐後到戶外庭院咖啡休憩，小朋友可以在游泳池玩水，大

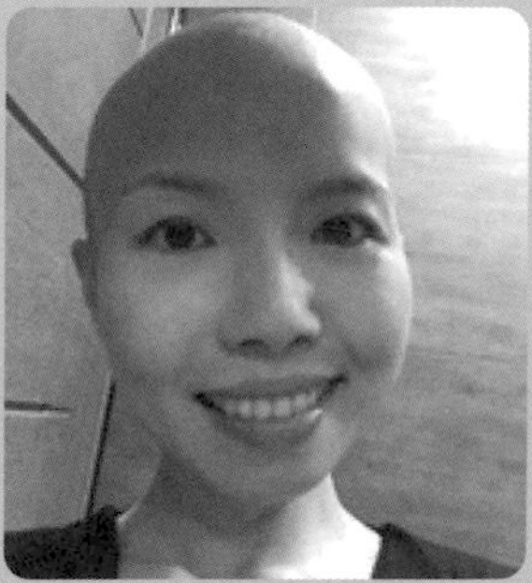

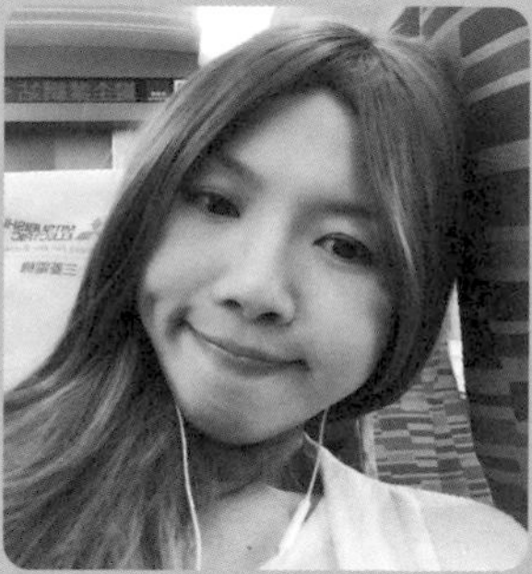

（右圖）光頭造型唯一讓我感到困擾的，就是擦臉部保養品時，界線到底在哪兒啊？（PS. 有網友建議應該再來張側面照，看看像不像五元硬幣，哈哈！）

（左圖）網購假髮戴起來髮際線不自然，且十分悶熱不舒服。

人則是在一旁喝飲料聊天。因為天氣太熱的關係，一整個覺得頭很悶不舒服，超想把假髮拆掉，偏偏又沒帶頭巾出門，總不好大庭廣眾之下光頭示人，更何況我還穿著秀氣的洋裝，還是得顧及一下形象。最終還是受不了，請父親先載我回家休息，一到車上立即把假髮拿掉，讓頭頂可以透透氣，不然真覺得自己要昏過去了。

回家稍作休息後，便決心去連鎖店家試戴那些上萬的假髮比較看看，不然網購的便宜假髮根本撐不了半天，以後恢復上班會是個大問題。

試戴了之後，真的覺得買東西不能貪便宜，手工勾織的假髮戴起來真的很輕盈、透氣，非常舒適，果然貴還是有貴的價值；如果預算許可的話，建議癌友還是選購純手工的，佩戴起來較為舒服。

一般假髮的材質可分為三種：真髮、科技髮、混合髮（真髮＋科技髮），真髮耐用度高，能自由吹、整、染、燙，但就是需要花時間整理，因此廠商才會推出科技髮和混合髮材質。想要最自然的，就選真髮，追求便利省時的人可以選科技髮，該怎麼挑選純粹依個人喜好，多逛幾間試戴看看，一定可以找到適合自己的款式。

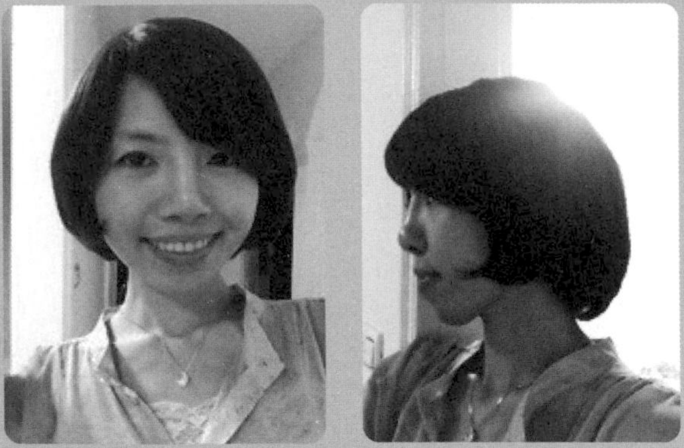

手工假髮就真的既舒服，又好看。

重做牙套證明想活下去的決心

確診罹癌後，因為整個心思都放在抗癌上頭，超過兩年時間沒有踏進牙醫診所，直到有一陣子牙齦常出血，才又乖乖去報到順便洗牙。

牙醫師檢查了我的牙齒，有些輕微的牙齦發炎，但問題不嚴重。看牙醫的同時，我也仔細觀察自己的牙齒，有些牙套都是很久之前留存下來的，過去的技術比較不成熟，又是在臼齒的地方，所以牙套裡頭都是金屬材質，久而久之牙齦會被金屬染色，看起來就很不健康。實在愈看愈不順眼，便跟牙醫表明想換新的牙套。

牙醫師建議用全瓷冠的材質，但我的既定印象是全瓷冠比較不耐用，好像只適合做門牙，經醫師解釋，現有的技術其實金屬陶瓷假牙和全瓷冠的抗破裂強度已經都差不多，所以就算用在臼齒也是沒問題的，為了牙齦健康及美觀，立刻決定要來個汰舊換新！全瓷冠牙套真的不便宜，一顆要價二萬四千元，我換三顆含牙齦美白及重整就要七萬二千元。（很多產品都有舊換新優惠活動，偏偏牙套沒見過。廢話，舊牙套能給誰用啊！）

在心中默想，應該很少有癌症第四期患者在牙齒沒有不舒服的情況下會選擇重換牙套，這就證明了我想活下去的決心啊！七萬多的牙套不可以只用一下下，起碼讓我再用好幾十年，你說是吧！

被剝奪的權利

1. 不能捐血、捐器官

在簽下「放棄急救同意書」的同時，我問醫師：

「我可以捐贈器官嗎？」

我心想，生命終有結束的一天，但我可以將愛延續下去。

「癌症患者的骨頭跟組織，都可能被癌細胞侵犯，即使檢查未發現移轉，但可能只是基於儀器限制檢查不出來而已，因此無法進行器捐；但若確定沒有肝炎，例如B肝、C肝，仍能捐贈沒有血管通透的眼角膜。」醫師直接了當地回覆，封殺了我的想法。

除了不能捐血，癌友也不能捐器官，唉！連要遺愛人間的機會都沒有，想起來真有點感傷。在此十分鼓勵健康的朋友們簽署「器官捐贈同意書」，生效後健保卡即會註記器官捐贈意願；捐贈器官不僅能幫助其他家庭，同時也能庇佑自己的家人，以後萬一配偶或三等親內家人等候器官移植時，將享有優先權。器官捐贈不只是遺愛人間，更是留給家人無價的禮物及重生的希望。

2. 沒有親生的小孩，遺憾嗎？

癌症第四期的病患大抵是沒有懷孕的權利，一般而言化療病患要停止治療後二至三年才可以懷孕，更保險的說法則是要五年以上；照目前的治療計畫，我還在標靶藥物治療階段，可以懷孕的日期根本遙遙無期，也許哪天終於等到了，可能也因為年紀大生不出來了。（確診當下情況緊急，還

來不及凍卵就開始化療）

換個角度想，如果有小孩的話，內心一定有所牽掛，或許心態上就沒有辦法像現在一樣瀟灑脫。看到很多癌友的例子，生病了不是擔心自己，而是煩惱自己要是離開了，小孩子該怎麼辦？另一半有沒有辦法獨自撫養孩子長大？如果是單親家庭更令人擔憂，小孩可以託付誰來照顧？

基於以上考量，理智判斷沒有孩子對我較為合適，想清楚後，就把家裡姊姊們留給我的孕婦裝、嬰兒服整理好送給朋友，同時也當起了死黨彥希兒子的乾媽。

「這樣妳會不會覺得人生有缺憾？」有些朋友問我。

若說心裡沒有一絲遺憾是騙人的，畢竟我還挺喜歡與小孩相處。但既然上天已經幫我選好了適合的路，也就坦然地接受它，起碼不需要像有些朋友為了是否要生孩子而煩心。我的三個姊姊共生下五個孩子，所以我有許多外甥、外甥女可以玩（我愛跟小孩玩，正確說法應該是玩小孩，哈哈～但

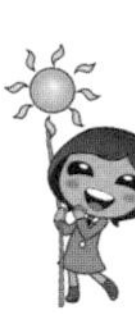

前提是他們不能哭鬧）；再加上兩個乾兒子愷愷和小捷，因此我周遭常常有小孩子圍繞，好不熱鬧，這彌補了我心中的一點小缺憾。

我曾在廖醫師門診外遇到一位年輕癌友，她是肺腺癌四期已移轉腦部，她說自己不怕死，只是擔心自己的小孩還小，她走了誰來照顧？當下她掉下眼淚，我聽了也覺得一陣心酸，只能安慰她活著就有希望，努力去做，剩下就是「聽天命」。

另有一位事業有成的戰友跟

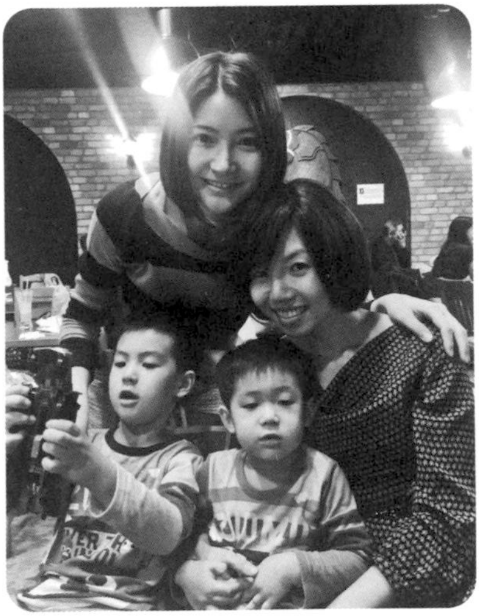

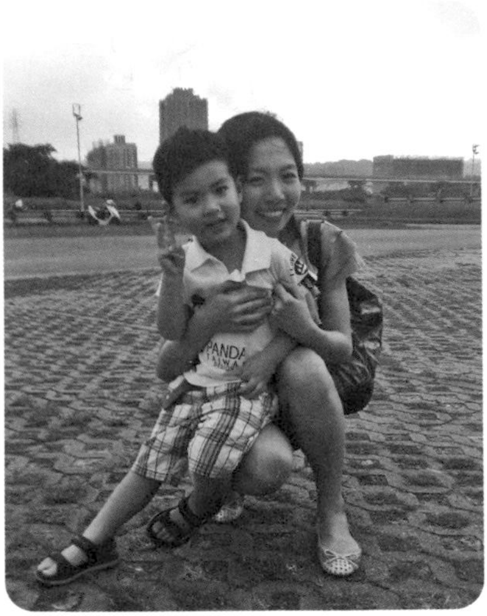

既然懷孕生子的機會渺茫，乾脆當起死黨兒子的乾媽。

我分享，為人父母，身教很重要，自己生病後展現出的行為，是樂觀正向、積極抗癌，還是呼天搶地、怨天尤人，這一言一行都會烙印在子女心中，他想藉由自己抗癌的過程，讓一雙兒女學會日後遭逢人生困境時，應該勇敢積極的面對。雖然這位戰友在抗癌兩年後辭世，但我想他在兒女心中已樹立良好的典範。

你想要留給別人怎麼樣的故事呢？

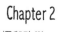

Chapter 3

上天會有最好的安排
雁子們，一起努力往前飛

當我們一起飛了好遠好遠，
也不要忘記把自己當成種子，
將正向能量散播出去！

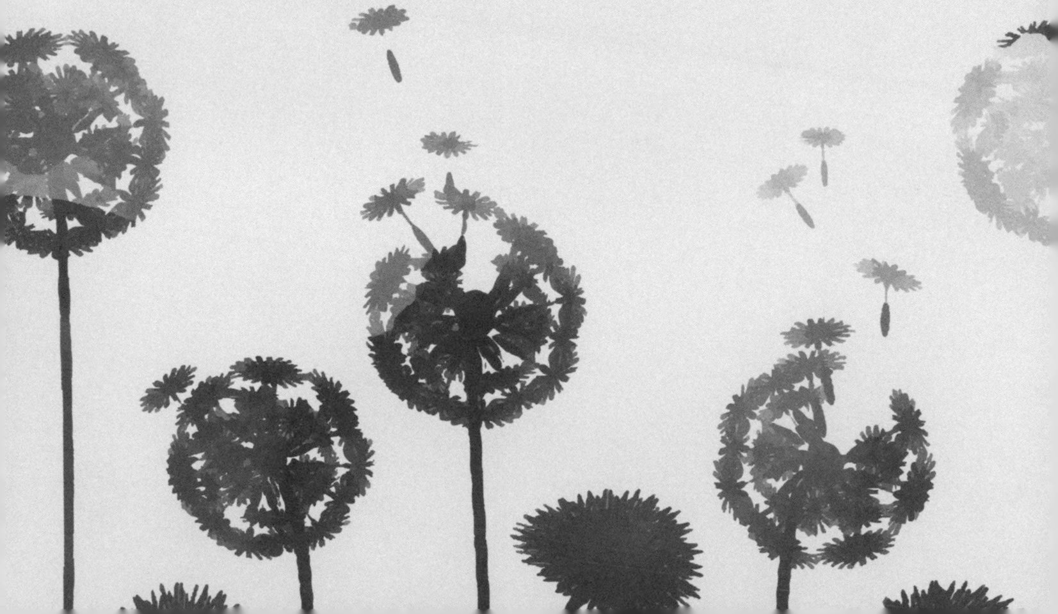

抗癌是場考驗耐力和體力的持久戰，過程中每一個時刻都不容輕忽，很有可能一個不注意就會兵敗如山倒。至今七年多的抗癌期間，歷經化療、標靶和放射治療，兩次鬼門關前徘徊的經驗，這些我都撐過來了，但仍須繼續努力，因為抗癌是沒有終點的，要學習與癌細胞和平共處。

抗癌，沒有終點

請問醫師：我何時可以痊癒？

「廖醫師，我會有痊癒的一天嗎？不用再每個月檢查、治療、吃藥，只要定期追蹤就好。」我還真問過廖醫師這個笨問題。

「最好的狀況就是把腫瘤控制住，不長大或移轉。」廖醫師直接了當地回答。

「我現在都控制得不錯，影像也看不到腫瘤了，可不可以停止化療？」化療階段我曾提出這樣的要求。

「建議最好不要，肺癌很兇猛，一旦控制不住，癌細胞就會到處亂跑，很危險。」廖醫師回答。

廖醫師又補充說，他碰過一些自行決定不治療的病患，一段時間再回來找他時，往往病情都已嚴重惡化，這時候不見得救得回來。聽到這樣的話，當下決定還是配合醫師好好治療，不再因為身體狀況不錯，就動起停止治療的歪腦筋。

有時聽到癌症前期戰友痊癒的消息，拿掉人工血管、不用再吃藥打針、重大傷病卡失效等，真心為他們感到高興，同時也好生羨慕。當醫師告知我罹患肺腺癌第四期的當下，幾乎就宣判了自己不會有痊癒的一天，目前的醫療還沒辦法將它趕盡殺絕，最佳的狀況就是「**與癌共存**」。（內心對免疫療法有著深深期盼，或許不久的將來，可以倚賴免疫療法來治癒我的癌症，徹底擺脫癌友的身分）

以前和朋友聚會聊天，話題總是圍繞著職場、愛情或婚姻、生活娛樂等打轉，現在遇到戰友，什麼癌症？第幾期？確診多久了？怎麼治療？在哪裡治療？主治醫師是？吃什麼營養品？對話都是由這類主題開始。

來自候診室的緣分，開始撰寫部落格

二〇一三年四月某日，再度到臺大腫瘤科門診找廖醫師報到，走出診療室時被一位婦女攔住，向我表明她也是廖醫師的病患；她說觀察了我一陣子，起初以為我是家屬，後來聽到護士與我的談話內容，才確認我也是肺癌病患。她覺得我的外觀看起來一點都不像癌症病患，因此想請教我平常有吃什麼保健食品或做什麼事，可以減緩治療的副作用。（**註**：當天我穿了白色印花的連身洋裝和低跟高跟鞋。）

我心想：沒錯，只要有氣力，我還是希望自己保持美美的狀況，誰說癌友一定要看起來像病人呢？就算哪天生命真的走到盡頭，我也要努力綻放最燦爛的笑靨。曾想過若遇到有人搭訕，而我告知對方自己是癌症四期患者，對方應該會被驚嚇到吧！還是以為這是拒絕的藉口呢？純粹想想自High而已，因為碰上搭訕的次數實在寥寥可數，哈！

與別人分享是一件愉快的事情，於是，我就和她坐下來在候診室聊了起來。她是二〇一一年底確認自己得了肺腺癌，發現時已經是第四期了，目前癌細胞已移轉腦部，開始接受放射治療；而我是二〇一二年九月初確診，發現時也是第四期，同樣無法手術切除，只能採取化療。

於是，我開始告訴她我自己平常保養的幾個重點，其實就是均衡的飲食、適量運動以及適度營養補充品，這是自己住院期間看了數十本抗癌、食療、自然療法相關書籍的心得感想，也有部分資訊是透過網路收集而來。當我講完自己日常做法後，她看起來面有難色，似乎覺得很難做到；的確，我也是慢慢才調整成現在的方式，執行一天很容易，要執行一個月、一年、甚至好幾年，就真的要靠毅力。抗癌是條漫長的道路，重點是要能持之以恆。留下聯絡方式給她後，心中默默祝福她要堅強下去，希望下次見面時，她的狀況可以有所改善。

第一次感覺到原來自己的抗癌經驗，可以透過分享來幫助別人，這也讓我興起了寫部落格的想法，希望能透過記錄自己的親身經歷，來幫助更多癌症病患或家屬。於是，「星希亞的抗癌日誌」就這麼誕生了。

舉辦戰友分享會，彼此打氣不孤單

透過部落格中文章的留言與回覆，逐漸和幾位癌友熟稔了起來，有人便提出希望能當面聊聊的想法，於是在部落格成立一年後左右（二〇一四年四月），我舉辦了第一次的戰友分享會，由於當時部落格流量不高，故第一次的戰友會連我在內，一共只有十二位戰友及眷屬參加，規模雖然迷你卻十分溫馨，地點就選在大安公園森林旁的蔬食餐廳喝下午茶。

儘管大家都是第一次見面，但因為有著相似的經歷與共同目標（打敗癌細胞，存活下去），聚會活動氣氛相當熱烈，每一位都有很多的心得分享，我的角色只是負責把大夥聚集起來而已。大家討論得欲罷不能，原定兩個半小時的下午茶時間足足延長了一小時，直到下一組訂位的客人已經

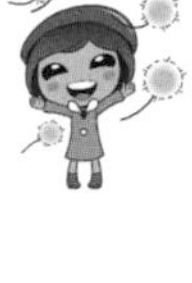

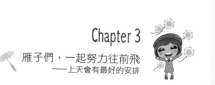

來了，才依依不捨結束。除了留下了彼此的聯絡方式，也在 Line 聊天室成立「黃金戰士」群組，直到現在我們還是常聯繫，也會不定期約出來聚餐。

相隔半年，部落格陸續增加不少癌友，為了讓大家可以彼此認識，相互加油打氣、心情分享，還有最重要的資訊交流，我又籌劃了第二次的戰友會。這次特別邀請《抗癌就像減肥》一書的作者顏榮郎博士來演講，報名十分熱烈，一下就額滿了。與會人數近六十人，事前我依照報名資料中的癌症類型及治療方式先分好組別，以利當天座位安排及討論進行。第一次戰友會的戰友們也都很捧場，幾乎全數來參加，並且義務當工作人員，可說是有情有義啊！不然光靠我一個人是處理不來的。

這邊要特別說明，當初因為我很不喜歡「病友」或「癌友」這樣的稱呼，故以「戰友」來替代；想像自己是位勇敢的戰士，要努力與癌細胞搏鬥，直到戰勝為止。後來自己的觀念有所改變，慢慢開始覺得「與癌共存」或許是可以實現的，不一定要不斷與之對抗，但「戰友」這個代稱就這樣一直沿用下去了。

臉書「抗癌戰友會」成立，匯聚更多正向能量

隨著部落格流量逐漸攀升，留言的網友除了打氣、詢問問題，也開始有人隔空喊話，想找某某留言的網友，因為覺得兩人的經歷類似，想彼此私下交流。

為了網友間溝通方便，另一方面也希望網友詢問問題時能有更多人協助回覆，畢竟一個人的能力有限，而廣大網友的智慧無窮。於是，在多名網友千呼萬喚之下（其實只有三、四個人），**「抗癌戰友會」**（註26）臉書社團在二〇一四年十月成立了；考量戰友的個人隱私，我們將此社團設定為封閉團體，非社員看不到社團內的文章，這樣一來，有些沒有將病情公開的戰友，也可以放心發表文章和加入討論。

戰友會成立至今（二〇一九年十二月），人數竟然已經逼近二萬二千人，這數字遠遠超過我的預期，因為沒有任何宣傳，只有在我和戰友卡斯柏的部落格有露出社團訊息，可以想見癌友在抗癌過程中，對於資訊交流

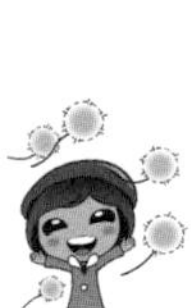

的渴求與依賴性。

第一位戰友的離開

Windy是朋友的妹妹，我們確診罹癌的時間差不多，不同的是我是肺腺癌，她是擴散型胃癌；Windy的先生是日本人，因此她有一段時間在日本居住，在日本檢查癌症確診後，考量到需要家人長時間照護，因此決定回台灣接受治療。

我和Windy從未見過面，都是透過Line、FB來交換彼此的抗癌心得，要吃什麼營養品、有哪些推薦好書、做什麼運動等，都是我們聊天的話題，儘管作法不盡相同，但兩個人基本看法是一致的。我說我在家會做平甩功，而Windy選擇郭林氣功，她也推薦我吃褐藻醣膠，並熱心地說可以幫我一起從日本訂購，但考量自己已經吃很多營養品了，因此就沒有請她代買。

註26：這幾年戰友會又再陸續成立針對特定癌症的姐妹社團，例如「肺長壽」、「乳癌姊妹暖暖幫」等。

Windy 知道我重回公司上班後，表示自己也想找些兼職的工作來做，不然在家太悶了，因此她也開始接一些日文口譯的臨時工作，如座談會、產品說明會等，除了打發時間之外，也可賺點額外收入。

她會追蹤我的部落格，我也會定期關注她 FB 的貼文來瞭解她的近況，我們可說是兩位並肩作戰的同袍。就在抗癌滿一年不久，在 FB 上看到她離開的消息，心裡滿是五味雜陳，一方面不捨她年紀輕輕就香消玉殞，一方面又覺得病痛纏身的她早點離開也算是一種解脫，到天堂去就不用再受折磨了。

還記得最後一次聊天，她跟我說預計下個月中旬開刀，等到術後復原了，我們就可以約出來見面；最後刀沒開成，我們也沒能見上一面。我都是透過照片及文字去感受她的溫度，眼中的她，是一個樂觀、積極又人緣極佳的女孩。她的兄長告訴我，之前我化療出現抗藥性時，Windy 很擔心我，一度想介紹她的主治醫師給我認識，後來知道我的新藥奏效了很替我開心；聽了覺得很感動，當時她已經多次進出醫院，卻仍舊惦記著我的病

雁行理論

野雁每年要飛行好幾萬英里，光是一天內就可以飛越好幾百英里的距離，牠們就是靠不斷地互相鼓舞來到達目的地。雁群在飛行時，後面的雁會發出聲響鼓舞前面飛行的雁繼續勇敢地前進，而當帶頭的雁疲倦時，就會有另一隻雁主動替代。

當一隻雁鳥展翅拍打時，其他的雁鳥立刻跟進，造成整個鳥群抬升。借著 V 字隊形，雁群比每隻雁鳥單飛時，至少增加了 **71%** 的飛行距離。

為什麼突然提到雁行理論？

我覺得和戰友們就像是一群一起飛行的野雁，靠著彼此的打氣、鼓舞，還有資訊交流及分享，我相信我們一定會比孤軍奮戰存活得更久。很開心自己能扮演領頭雁的角色，後續愈來愈多戰友或眷屬開始在部落格或臉書社團上分享自身的抗癌經驗，這也是我當初始料未及的。想三年多前自己確診時，網路搜尋到的分享資訊真的很少，最近新加入的戰友應該可以找到很多的訊息分享，這讓我深深覺得，當初決定開始寫部落格、成立臉書社團是正確的決定。

儘管一路上遇到多位戰友脫隊，感傷之餘，仍要打起精神繼續前進。現在可能由我帶頭飛行，倘若哪天我也離開隊伍，我相信有其他的戰友會接替我的位置，引領大家繼續往前。

各位戰友加油！不到最後絕不輕言放棄，讓我們一起飛得很遠、很遠！

情，這樣的一個好女孩，就這樣當天使去了。

說心情不受影響是不可能的，然而**抗癌這條路，就是要抱持著「盡人事、聽天命」的心態，雖然努力不一定有成果，但不努力通常很快就「蒙主寵召」**，聽起來有點悲哀，卻是不爭的事實。願這條路上所有的戰友都能繼續堅持下去，活著就有希望，千萬不要一開始就棄械投降。

生命，沒有句點

醫師、家人、朋友、同事，周圍好多人都給了我言語難以形容的支持與照顧，而我能回報他們的唯一方式，就是「努力活下去」。

要知道為何而活

又有兩隻野雁脫隊了……

得知兩位熟識戰友離開的消息，一位是我第一個見面的戰友老陳、一

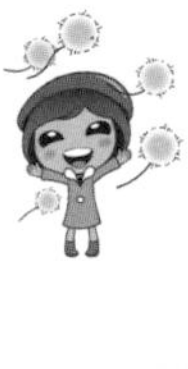

位是Joyce姐的母親，心情十分沉重，一反常態，聽到當下竟然哭不出來，只覺得胸口被重重地一擊，感覺有點難呼吸……

「妳還好嗎？」Andrew兄關心地傳訊問我。

「我沒事，我還是會積極過每一天。」我回。

「沒事就好！開心地活著。」Andrew兄說。

想起二〇一四年十月從北京回國，在機場看到小炎的簡訊，告訴我老大（小炎的老公）已經沉睡了。我從機場一路哭著回家，很難接受這個消息，幾天前我去臺大探病時還對老大說：「你要趕快好起來，帶小炎去度蜜月，她照顧你真的很辛苦。」兩人的對話還言猶在耳，我親愛的戰友卻先行告別了。

於是我開始思索，為什麼自己這次沒有哭？難道我已經漸漸接受「死亡是癌友常態」的事實嗎？抑或是我的心已經麻木不仁了？

「我好怕哪一天我會變得麻木，對死亡這件事……」我傳訊給Andrew兄。

「對死亡麻木沒關係，只要知道為何而活就好。」Andrew兄回應。

這話說得真好！人要知道為何而活，而不是渾渾噩噩過日子，因而我也開始思考，自己為何而活呢？

以前聽過這樣一句話：「**人生最大的悲哀，就是臨終前發現，過去自己竟沒有用心去活。**」這對我影響很深，所以我一直以來的生活態度就是「努力工作、用力去玩」，當然可能太過於操勞自己的身體，以致於它以激進的手段向我提出抗議。但即使罹癌了，也絕不表示人生從此由彩色變成黑白，配合醫師積極治療、改變自己心態、飲食、生活習慣，一定有機會能取得平衡點，繼續揮灑生命的色彩。

那天晚上失眠了，在床上翻來覆去睡不著，淚水不斷滑落浸濕了枕頭，原以為已經麻木的心又感覺到揪心的疼痛。這一路走來，不時會聽到

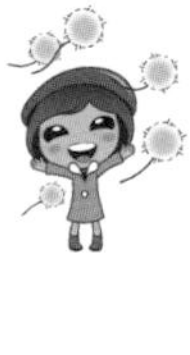

戰友離隊的消息，儘管不去特別想起，但與他們互動的畫面，仍不時會盤踞在腦海。

人生旅途中，我們常有機會遇到不同的人，有時也會結伴而行。然而，有相遇就有別離，最終還是會有說再見的一天。有時候說再見，只是兩個人選擇了不同的道路，有可能哪天會再次碰頭；而有時候會有朋友跑得很快，一下就跨越了終點線，這時候的再見，就成了永別。

死亡本來就是人生該面對的課題，我離隊的戰友們，你們該打的仗已經打完了，再也沒有病痛了，就好好沉睡吧！小炎說：「雖然親愛的他們軀殼不堪使用了，但他們的靈魂自由了，可以好好休息，對我們來說像是睡著了，以另一種形式陪著我們。」

如果哪天輪到我說再見，千萬不要為我感到難過，因為我一定是笑著離開。（如果有舉辦告別式的話，照片記得幫我挑美一點的，不然我會不開心的XD）

野雁夥伴們，傷感過後，我們還是要收起眼淚，展開翅膀、繼續勇敢前進！

看待死亡

這些年來，我參加的告別式比喜宴還多，抗癌雁群不斷有人離開，又有新成員加入。面對親密夥伴的脫隊，我從一開始的悲慟不已，到現在坦然接受，就像在送一位朋友遠行那般的心情。

莊子在妻子去世的時候鼓盆而歌，這是大家熟知的故事。起初他對於妻子的死感覺哀傷，但想通以後，知道生死變遷，就如春夏秋冬四季的變化運行，既不能改變，也無法抗拒，於是接受現實，順天安命。

人從出生開始，就往死亡前進，身體若好好使用，或許能超過平均壽命，但如果不愛惜它，可能很快就報廢了；但無論是達官貴人或是販夫走卒，誰能逃離死亡呢？死亡，就如同晝夜交替、四季更迭般，是再正常不

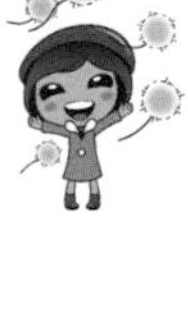

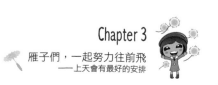

過的現象。死亡也是大自然的循環，當生命消逝，一切終將回歸塵土。

面對任何人、事、物，抱持「一期一會」的態度。「一期一會」源於日本茶道，意思是這次相會無法重來，是一輩子只有一次的相會，故賓主須各盡其誠意。延伸到茶道以外，指一生一次的機會，當下的時光不會再來，需要好好珍惜。

生病前的我，個性直率也很火爆，如果有人欺負我，我一定會想辦法整回去，隱忍這件事在我身上沒有發生過。雖然有人會說，如果你被瘋狗咬，難道也要咬回去嗎？但就算我不會咬回去，可能也要踹一腳或丟石頭才會甘心啊！罹癌後，衝動的個性收斂許多，「死」字當頭，還有什麼好計較？如果你知道眼前這個跟你一向不合的同事即將死去，你還會跟他爭執嗎？可能你還會邀他共進午餐，讓你們的交往有個愉快的結束。

世界上沒有偶然，有的只是必然。每個人一生所遇到的人、事、物，都是一種緣份。生命無常，我們要珍惜所有的緣會，把握相聚的有限時光。

生命的意義

罹癌以來我常思考幾個問題：生命的意義真的存在嗎？如果存在，我能決定自己生命的意義嗎？如果能自己決定，那我的生命意義又是什麼？這幾年我不斷地摸索，也不時請教朋友的想法，但依然找不到答案。

直到看了《活出意義來（Man's Search for Meaning）》一書，讓我有如醍醐灌頂般，豁然開朗。這本書是知名心理學家維克多弗蘭克（Viktor E. Frankl）的著作。納粹時期，弗蘭克身為猶太人，全家陸續都進了集中營，他的父母、妻子、哥哥，全都死於毒氣室，只有他和妹妹倖存。弗蘭克從集中營出來之後，把三年多集中營的經歷寫成了書。弗蘭克發現，那些知道自己還有使命的人，最可能活下來；人只要找到了生命的意義，他的生存適應力就會大大提高。而對弗蘭克而言，支持他對抗嚴峻環境的力量，是完成書的渴望。

抗癌路上，我的所見所聞也是一樣的情形。癌症患者若有想完成而未完成的事情、想守護或陪伴的人，內在便會源源不絕地產生精神動力，推

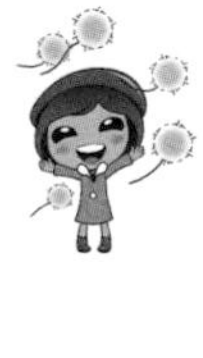

動他們以積極態度面對治療。哪怕過程再辛苦，他們也絕不會放棄任何一絲可存活的機會。

生命的意義確實存在，且是人類獨有的特質。每個人的每一個人生階段，都有不同的生命意義，都擁有自己獨特的使命，這個使命是他人無法替代的，你必須自己找到它。

與大家分享書中我最喜歡的一段話，弗蘭克：「人所擁有的任何東西都可以被剝奪，唯獨一項：人類最後的自主權——在任何境遇中，你都有選擇自己態度和生活方式的自由。（Everything can be taken from a man but one thing: the last of the human freedoms -- to choose one's attitude in any given set of circumstances, to choose one's own way.）」

放下牽掛——寫遺囑

罹癌初期一直有個疑惑，每回電視報導某名人罹癌，常會提到醫師說其只剩多久的壽命，怎麼廖醫師從來沒跟我說過呢？是不同醫師有不同的作法嗎？我多次主動地問廖醫師，卻得不到正面回應，他只是要我依照他為我安排的計畫，好好配合治療，還說近幾年肺癌的新藥物推出速度很快，癌友多了很多的治療機會，叫我不要東想西想。得不到答案也罷，反正**我的目標明確，就是設法讓自己位於存活曲線的長尾巴上，我一定要成為那4％的存活者**。

聽了一些抗癌前輩的經驗分享後，我也決定仿效他們先寫好遺囑，反正也沒有萬貫家財，一下子就完成了；說也神奇，遺囑寫完後心情真的輕鬆許多，生命的終點時程我們不能掌控，但是我們可以預作準備，該交代的事情都交代好了，其實就沒有什麼好牽掛的，反而更能不害怕面對死亡。

我也鼓勵大家預先決定好自己和世界說再見的方式，從過去的DNR（不施行心肺復甦術），到現在的AD（預立醫療決定），我們應該在意識清楚的情況下，說出自己的選擇。

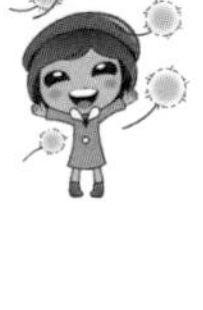

不放手，好嗎？

在陪伴家人抗癌的過程中，倘若家人病情突然急轉直下，該全力救治還是該放手？如果病患事前有交代，那便容易處理，但多數的情況都是因為事發突然，病患已經昏迷或神智不清，家屬先前也沒詢問過病患的想法，因而陷入兩難的抉擇。

一位癌友說：「因為愛而做的選擇，就是最好的選擇。」這個說法也不一定對，畢竟愛有時是有私心的。

我認為，為家人做醫療決策，以愛為出發點是基本的，但還要加上理性的分析判斷與同理心，站在病患的角度思考，怎麼樣的選擇對他最好，而不是只為自己著想。「向家人告別」對多數人來說都相當不容易，把握當下，珍惜相處的時光，適時放手才是真愛。

《病人自主權利法》在二〇一九年一月六日正式施行，該法賦予病患在特定臨床條件下，「接受」或「拒絕」維持生命治療或人工營養及流體餵養的權利。同時病患也可以指定醫療代理人及代理人權限。我打算趕快去簽署「預立醫療決定（AD）」，以避免將來家人在醫療決策中飽受煎熬。為自己規劃好人生最後一哩路，我覺得不僅是體貼家人的行為，更是為自己的生命自主權負責任的表現。

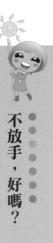

我的心願清單

大家常說要「活在當下」，但真正能做到的有幾人？大多時候，人們都為了生活在奔波、汲汲營營於名利和金錢；我也曾經是當中的一份子。生病後才體悟到，正因為生命短暫與死亡之必然，我們更應該努力去妝點生命的色彩，把握活著的每一天！

姊妹淘憶雯建議我，何不列個心願清單，然後一項項去完成它。這讓我想到「一路玩到掛」這齣電影，劇中講述兩個癌末病人列出心願清單，然後一一實現它的過程，電影中的兩位主角個性迥異，一個只在乎自己，不在意家人快不快樂，而另一個則是過於在乎家人，忽略自己的感受；在生命的最後階段，兩人都有了新的體悟——生命的意義，在於為自己與他人帶來喜悅。

雖然我無法像電影中主角一樣去環遊世界，但我可以在自己的能力範圍內，努力嘗試去實現我的心願清單，讓生命不留下遺憾、更添意義及色

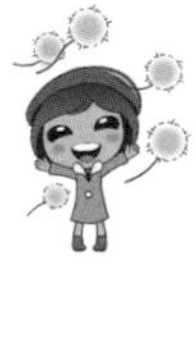

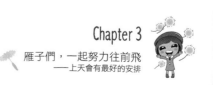

彩。最後洋洋灑灑列出四十六項，我的心願真的不少啊！而且都是以玩樂類型居多，心靈層面的項目寥寥可數，頓時突然覺得自己有點膚淺，哈哈！管他的，讓自己開心最重要，何必在乎別人的眼光呢？

不過廖醫師對我清單中的「泳渡日月潭」有意見，警告我不乾淨的水質有感染「類鼻疽」的風險，要我不要拿生命開玩笑；內心經過幾番掙扎後，決定從善如流，把該項目從我的清單中刪除。反正只要我能繼續活下去，以後再列一百個清單也有機會完成。

戰友小猴說她看了我列的清單後，也想依樣畫葫蘆，但發現自己列不出來，因為想去的地方都去過了，想做的事情大部分也都做了，只好作罷。這真的太令人羨慕了，而我也一步一步地朝向這個目標前進中。

心願清單—— 已完成（依完成日期排序）

- ☑ 部落格抗癌經驗分享（'13.4 月～）
- ☑ 學會烤蛋糕（'13.@ 芬英之家）
- ☑ 富良野賞花海（'13.06.09~16 北海道 7 人行）
- ☑ 高空彈跳（'13.10.12@ 澳門塔）
- ☑ 考取潛水證照（'13.10.26~28@ 綠島）
- ☑ 滑雪體驗（'13.12.31@ 首爾 Bearstown 滑雪場）
- ☑ 帶媽咪去京都賞櫻（'14.04.04~08）
- ☑ 舉辦癌友會（'14.04.16 首次戰友會、'14.10.04 第二次戰友會）
- ☑ 巴塞隆納欣賞建築（'14.06 月）
- ☑ 玩飛行傘（'14.07.13@ 萬里）
- ☑ 登上萬里長城（'14.10.08~12 北京 4 人遊）
- ☑ 家族海外旅遊（'14.07.26~30@ 沖繩）
- ☑ 哈爾濱看冰雕（'15.02.21~28 與媽咪兩人行）
- ☑ 穿白紗拍照（'15.04.05 @三芝）
- ☑ 幫媽咪整理照片（'15 母親節禮物，照片放入 iPad 中）
- ☑ 參加划龍舟比賽（'15.06.19~21@ 大佳河濱公園）
- ☑ 參加豐年祭（'15.08 月 @ 花蓮）
- ☑ 學會煮泰國菜（'15.09.18 @台北 Sukhothai 餐廳）
- ☑ 出書抗癌經驗分享（'15.12 月出版）

心願清單—— 已完成（依完成日期排序）

- ☑ 畫一幅油畫（'16.04.23）
- ☑ 挑戰半馬（'16.11.27@ 南投馬拉松）
- ☑ 看西藏的天空（'17.05.24~06.04）
- ☑ 參加鐵人三項（'18.04.28）
- ☑ 登富士山（'18.09.01~02）
- ☑ 土耳其 Cappadocia 搭乘熱氣球（'18.08）
- ☑ 冰島追極光（'18.10）

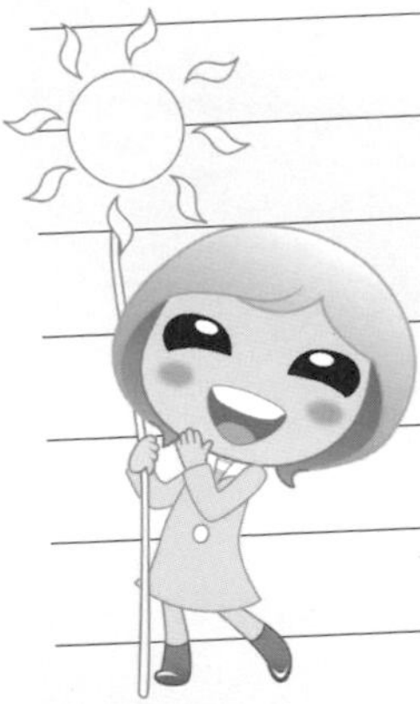

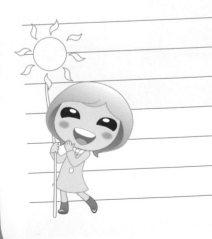

☑ 富良野賞花海

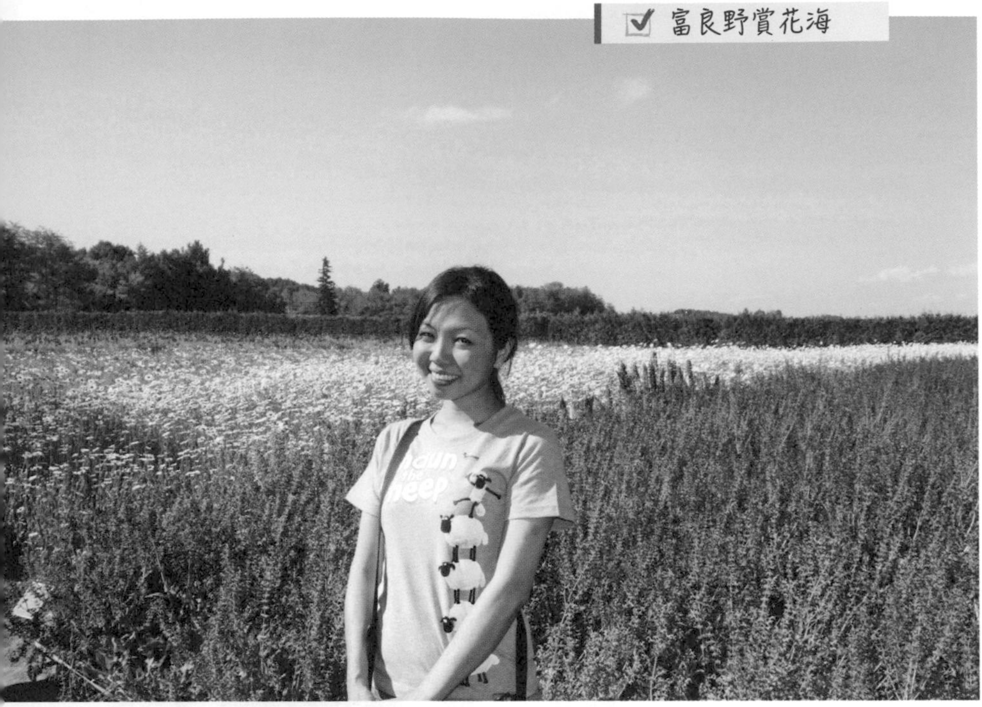

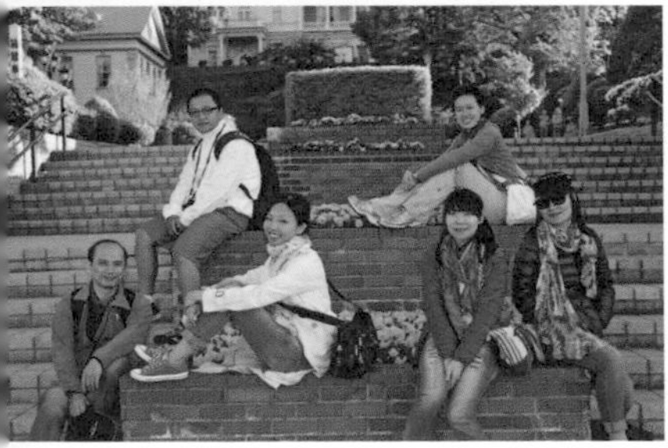

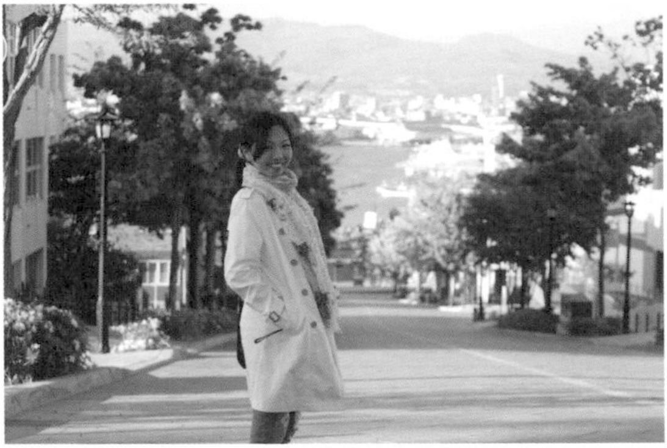

1 / 2 | 3

1. 美麗的富良野花海（不過 6 月花開得不夠茂盛）
2. 大夥兒在函館隨性拍照
3. 在函館的八幡坂街頭漫步，十分愜意。

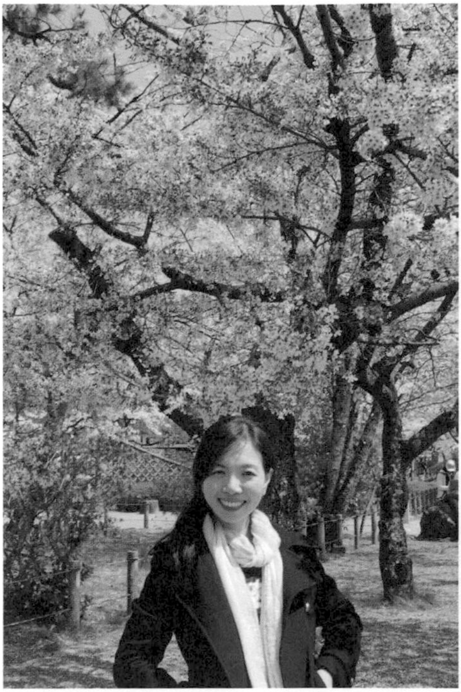

帶媽咪去京都賞櫻

1
2

1. 櫻花滿滿盛開，構築成粉紅色的櫻花小路，加上天空此時放晴了，實在太美了！
2. 櫻花美景讓媽咪簡直開心到爆表！

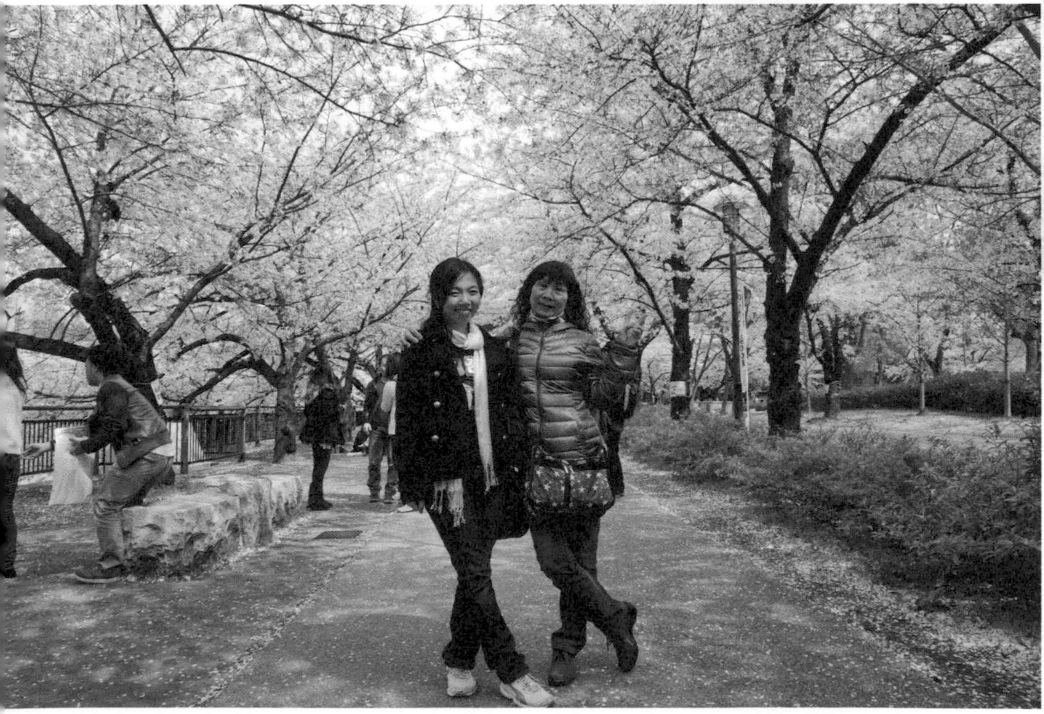

☑ 高空彈跳

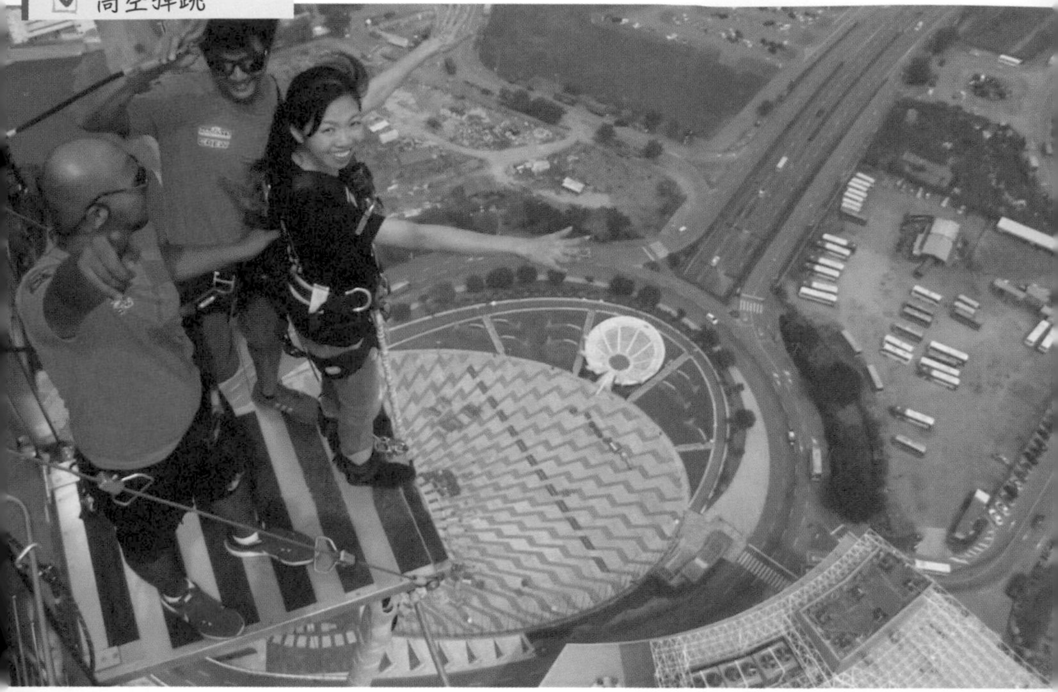

在離地 233 公尺的澳門旅遊塔（Macau Tower）實現 Bungy Jump（笨豬跳）的願望。
教練：鏡頭在那，看鏡頭打招呼，然後我會喊 54321，你就跳下去。
教練：Go!

（這時候我的身體好僵硬，太緊張了動不了，怎麼 Go ？這讓我想到某經典的電視廣告，記者問：「阿伯你怎麼不走？」阿伯：「腳麻按怎走？」）

教練：「Go!」
Cincia：「腳軟按怎 Go ？」

考取潛水證照

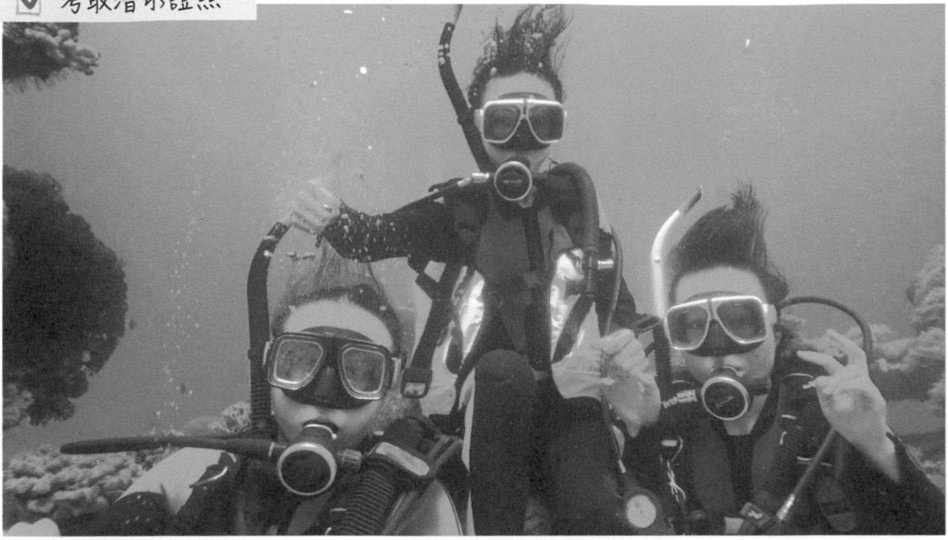

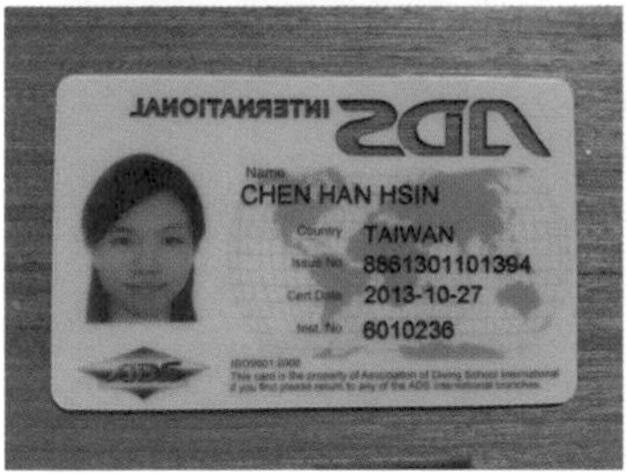
ADS INTERNATIONAL
Name
CHEN HAN HSIN
Country TAIWAN
Issue No 8861301101394
Cert Date 2013-10-27
Inst. No 8010236

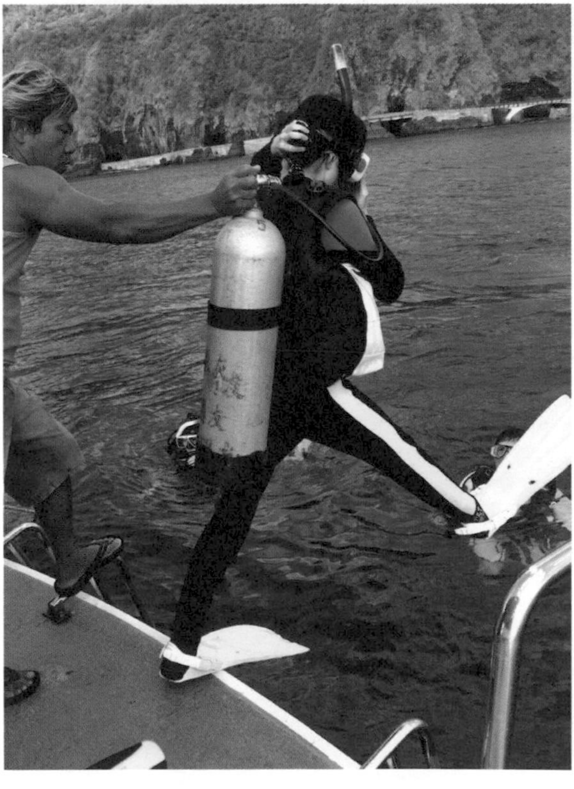

1
3 | 2

1. 認得出星希亞是哪位嗎？哈～我在中間。
2. 大步跨下水！船長說我的姿勢滿分，嘿嘿！（友人 OS：真的，就只有姿勢而已）
3. 潛水證照，到手！

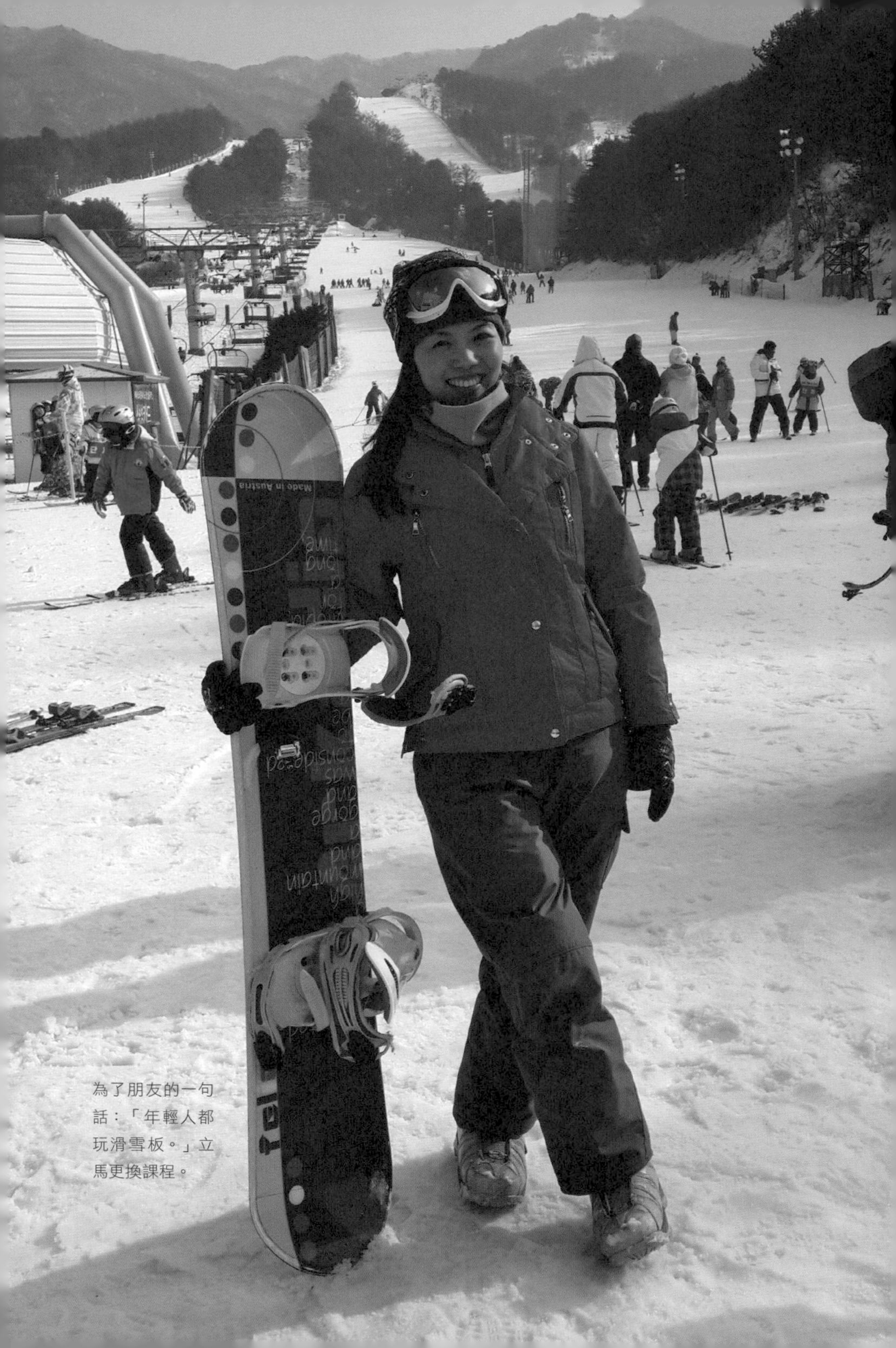

為了朋友的一句
話：「年輕人都
玩滑雪板。」立
馬更換課程。

滑雪體驗

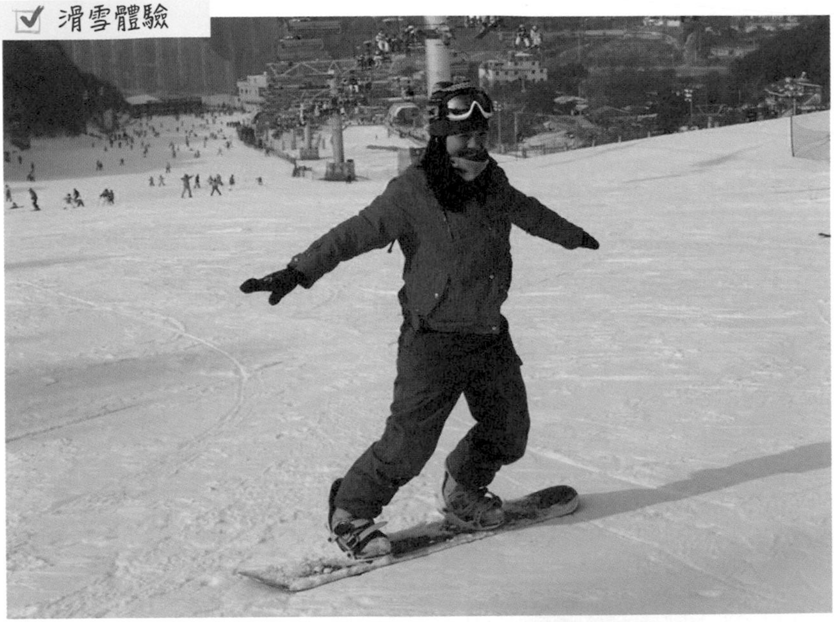

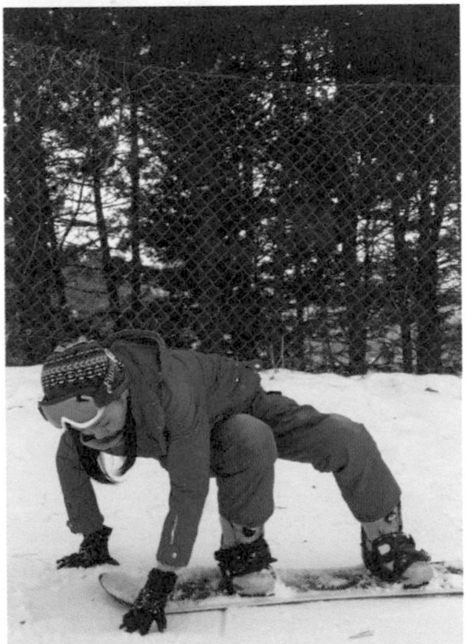

1/2

1. 遵照教練的指示，小心翼翼，終於順利滑出去了！
2. 跌倒了沒關係，再慢慢爬起來就好囉！

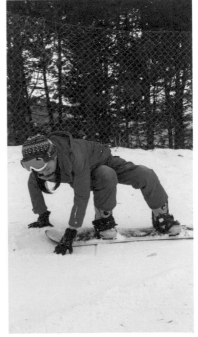

☑ 玩飛行傘

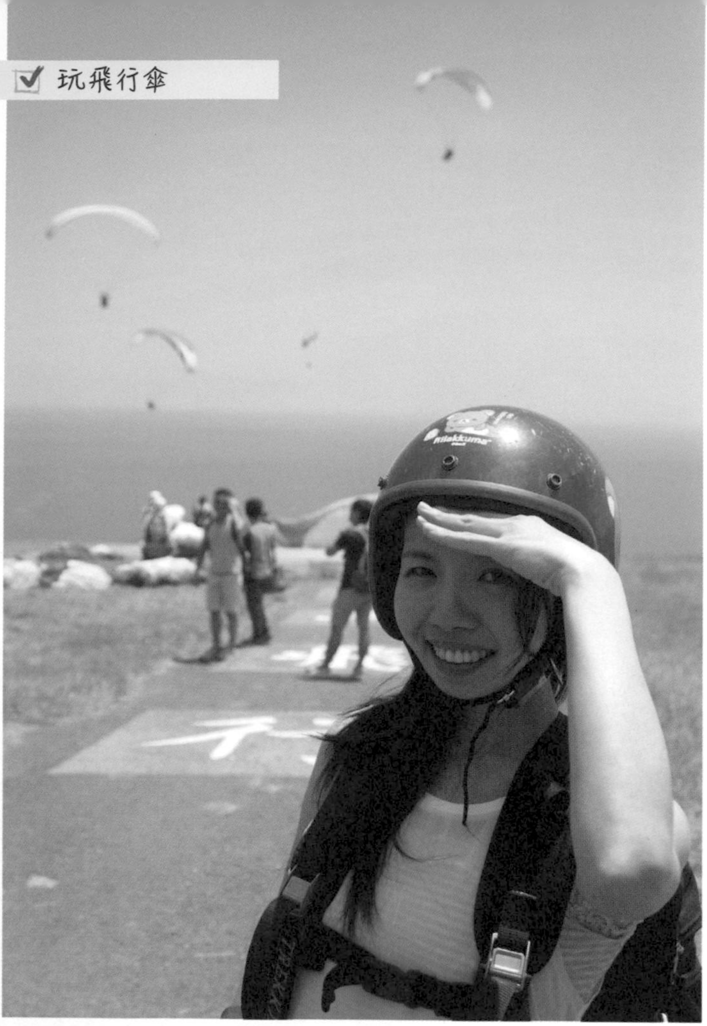

1
2 | 3

1. 準備起飛囉！
2. 同行四人就屬我飛行時間最長，因為我體重輕，飛行傘很難控制，讓我在天上多飛了很久。哈～真的賺到了。
3. 這張就是星希亞跟教練啦！注意看星希亞有揮手唷！（友人 os：誰看的見阿～）

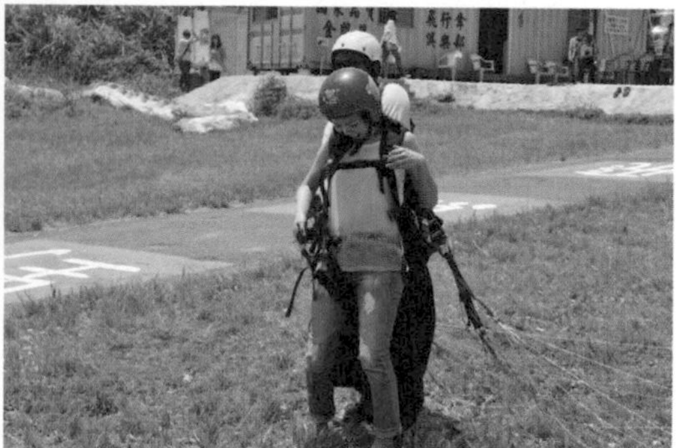

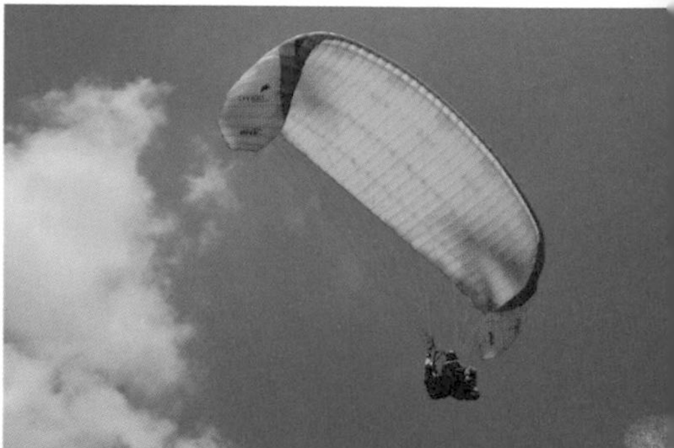

☑ 巴賽隆納欣賞建築

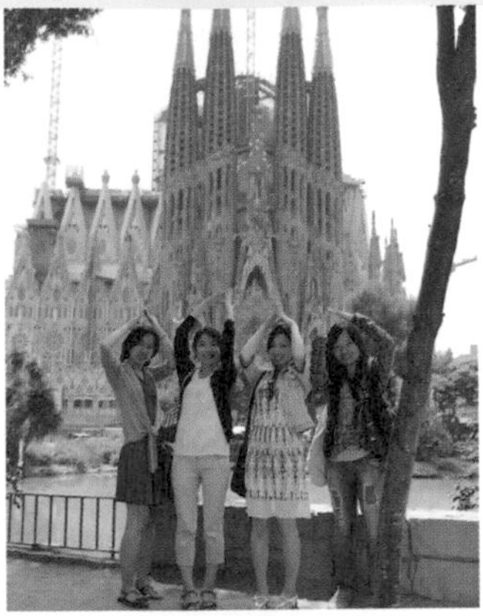

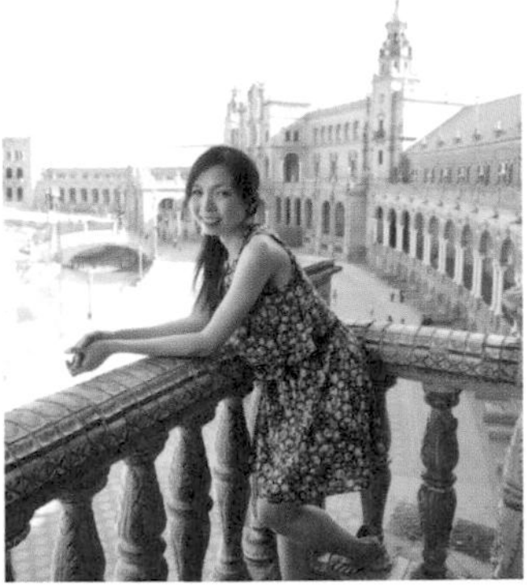

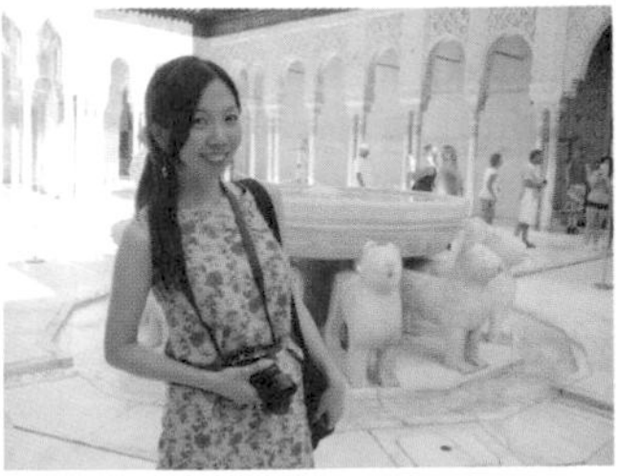

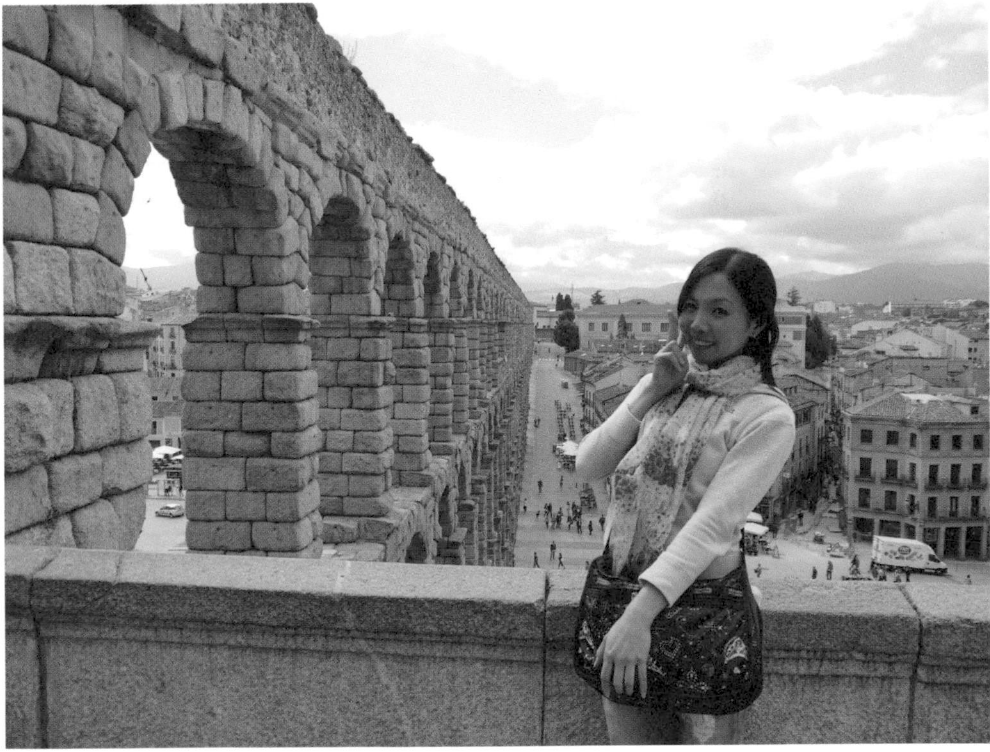

1 | 2 | 3
4

1. Barcelona 聖家堂
2. Sevilla 西班牙廣場
3. Granada 阿爾罕布拉宮
4. Segovia 羅馬水道橋

☑ 哈爾濱看冰雕

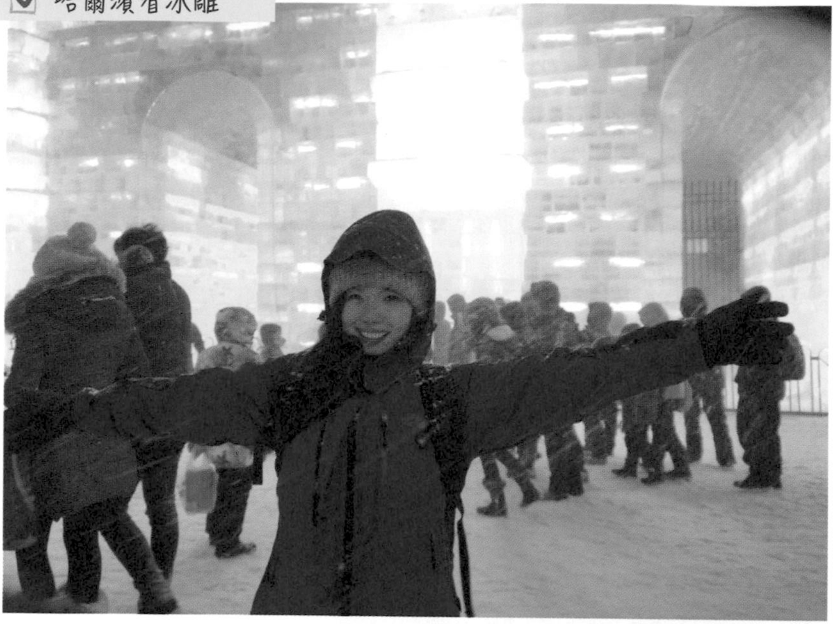

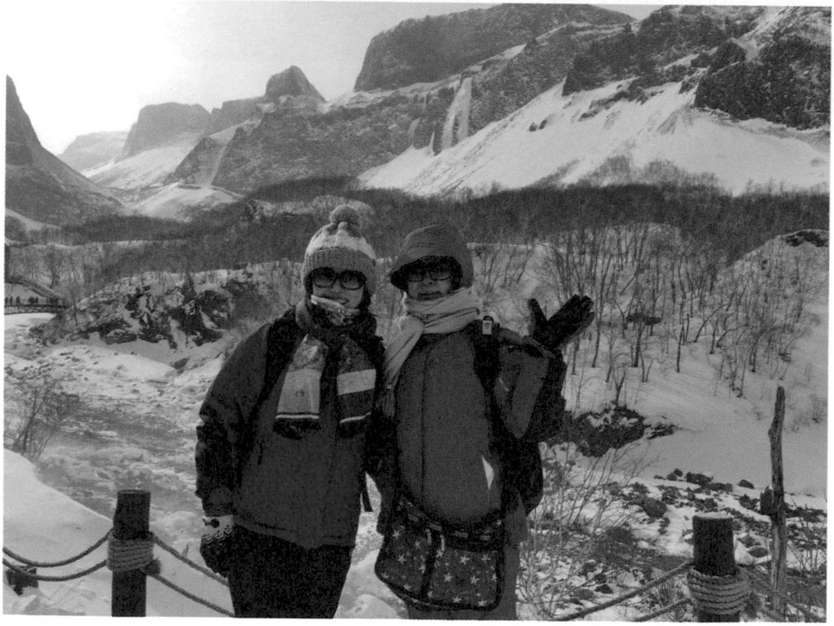

1/2 1. 哈爾濱看冰雕，當晚還下起大雪，太有 Fu 了！

2. 置身如水墨畫般的長白山，零下二十度真的好冷，媽咪和我只好把自己包得像搶匪啦！

☑ 登上萬里長城

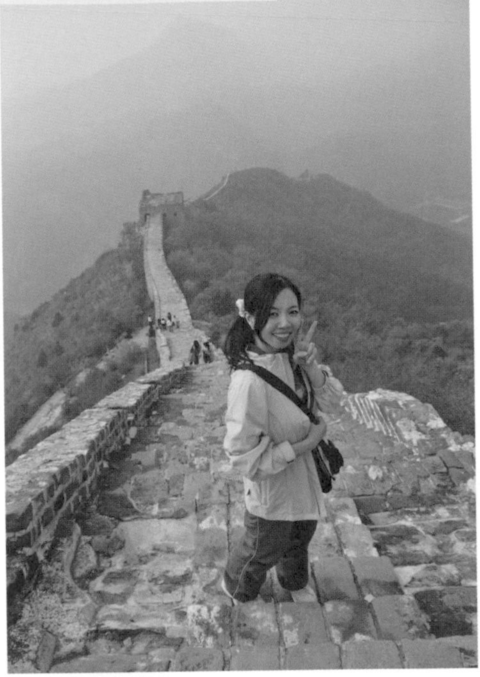

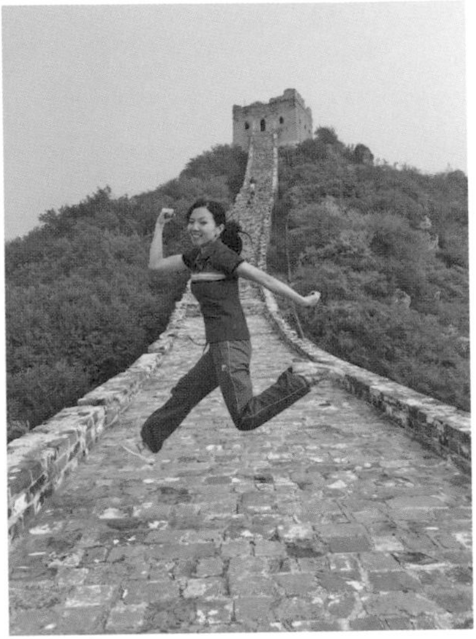

1|2 1. 硬是挑了司馬台長城來挑戰自己，而且我們沒搭纜車，靠雙腳走上去的喔！

2. 來個長城馬利跳！

☑ 家族海外旅遊

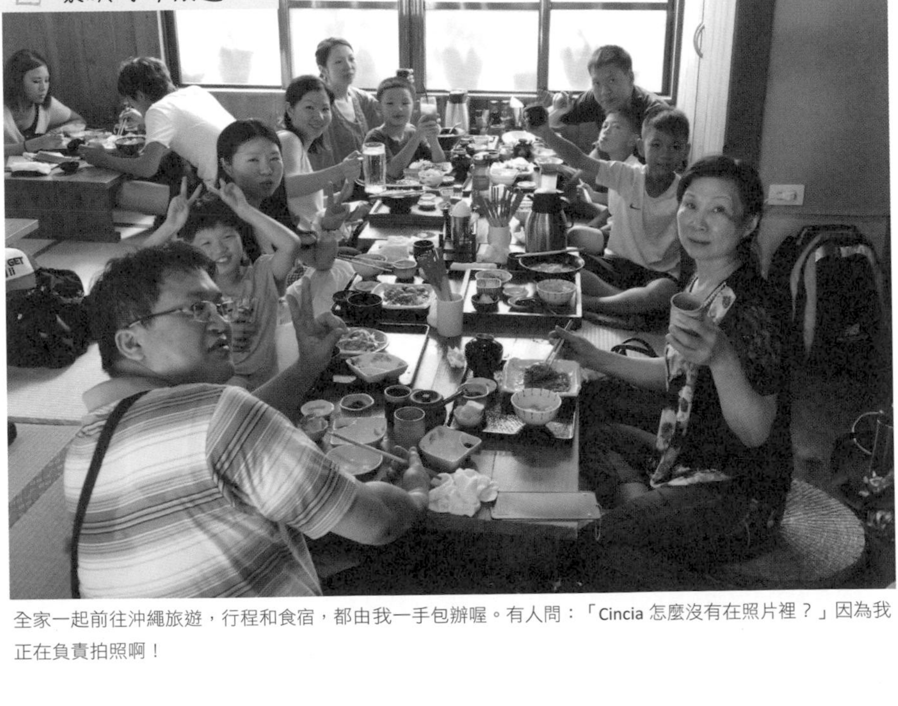

全家一起前往沖繩旅遊，行程和食宿，都由我一手包辦喔。有人問：「Cincia 怎麼沒有在照片裡？」因為我正在負責拍照啊！

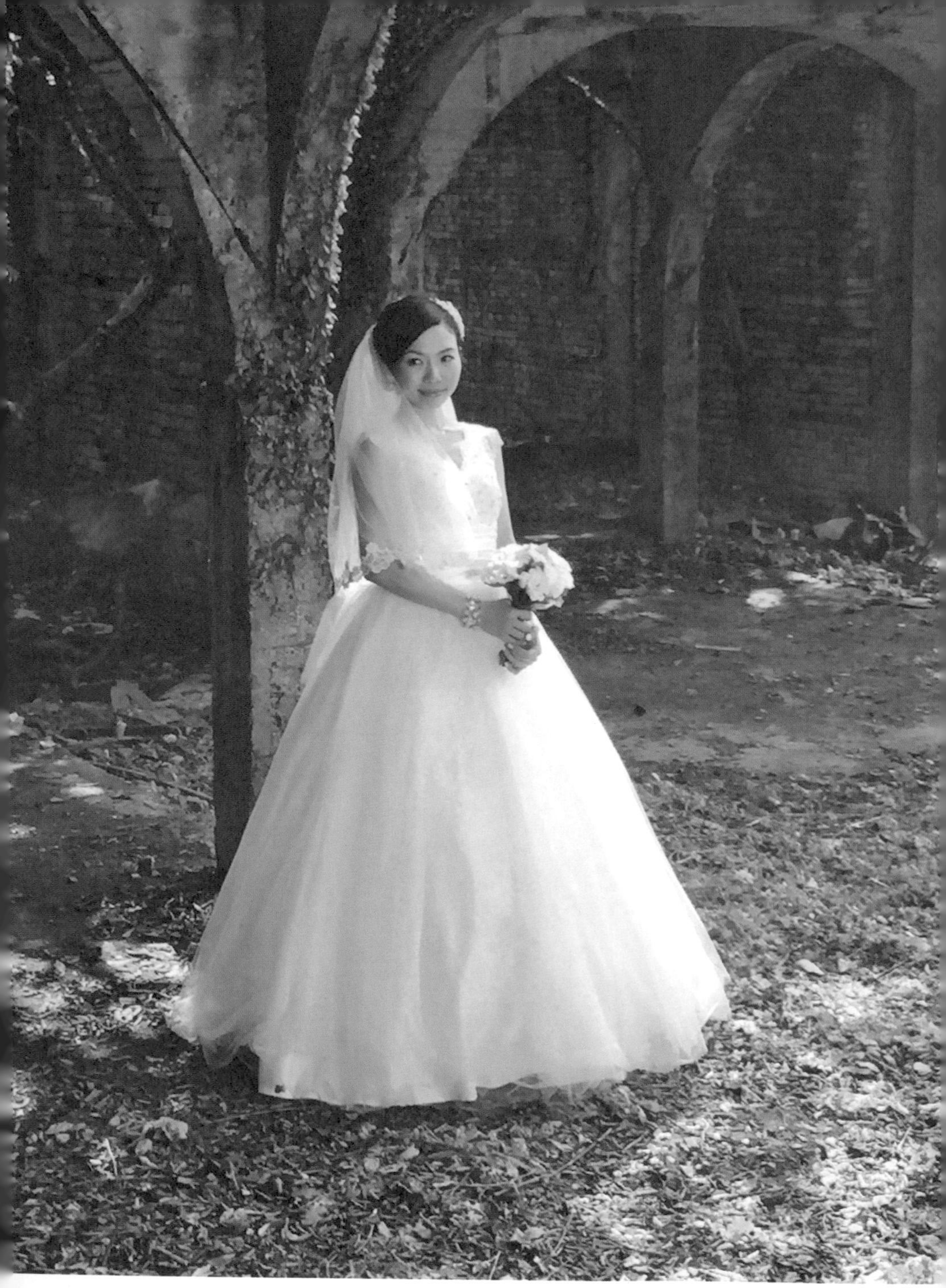

☑ 穿白紗拍照

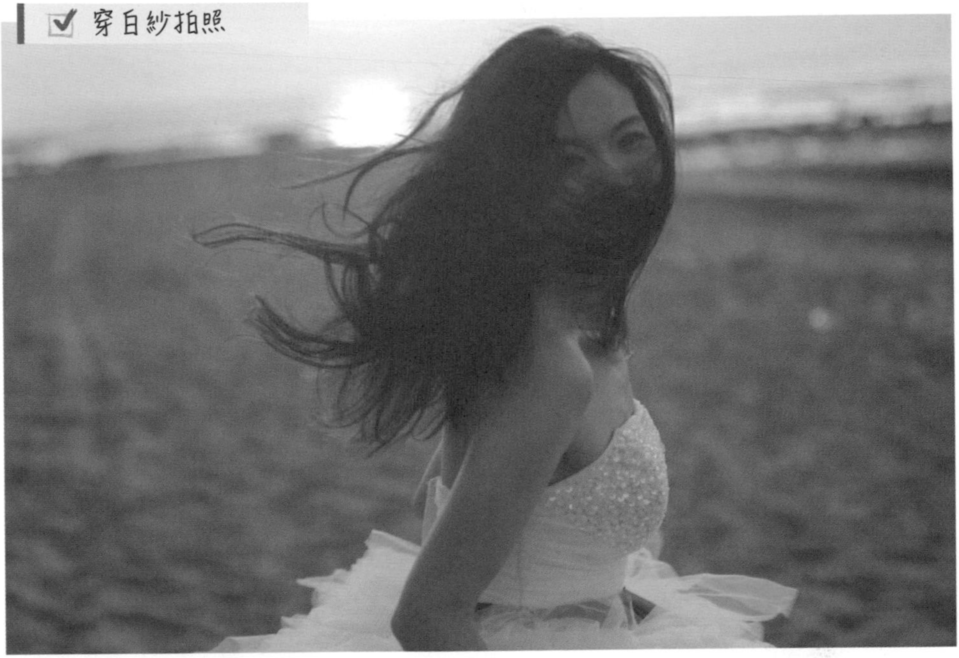

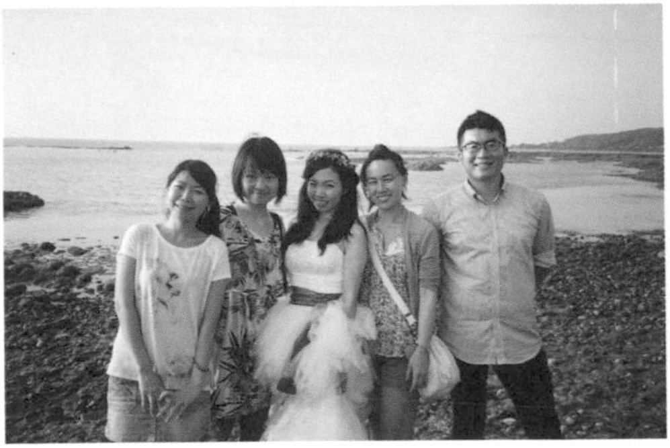

如願穿上白紗拍
婚紗，想像一下
花嫁的喜悅。

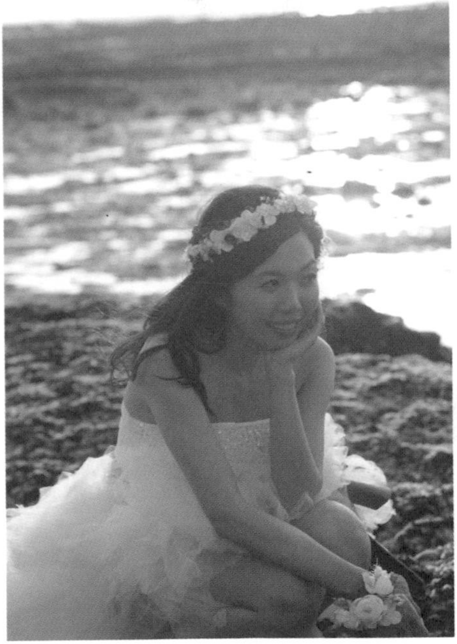

☑ 參加豐年祭

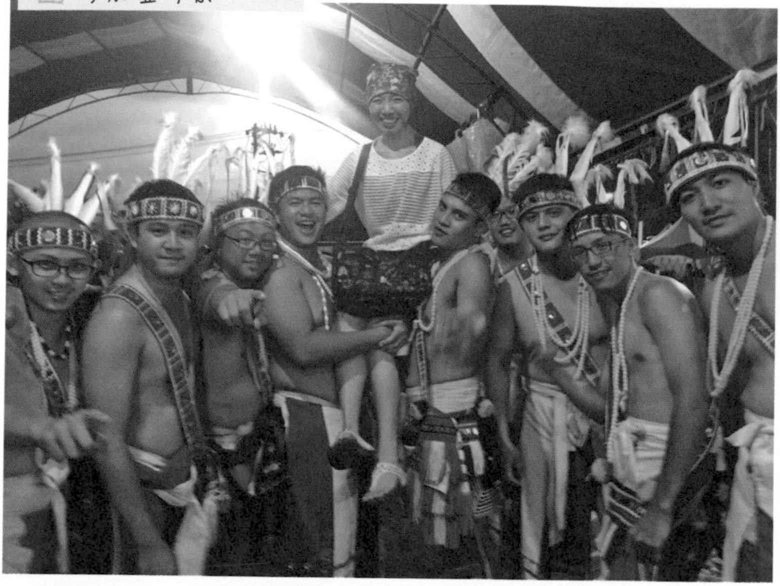

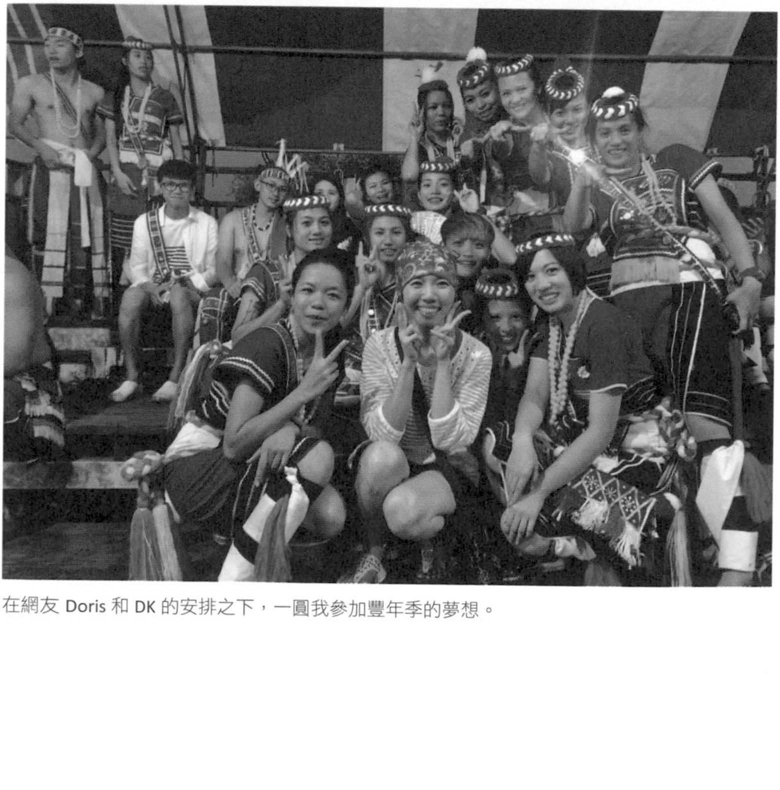

在網友 Doris 和 DK 的安排之下，一圓我參加豐年季的夢想。

☑參加划龍舟比賽

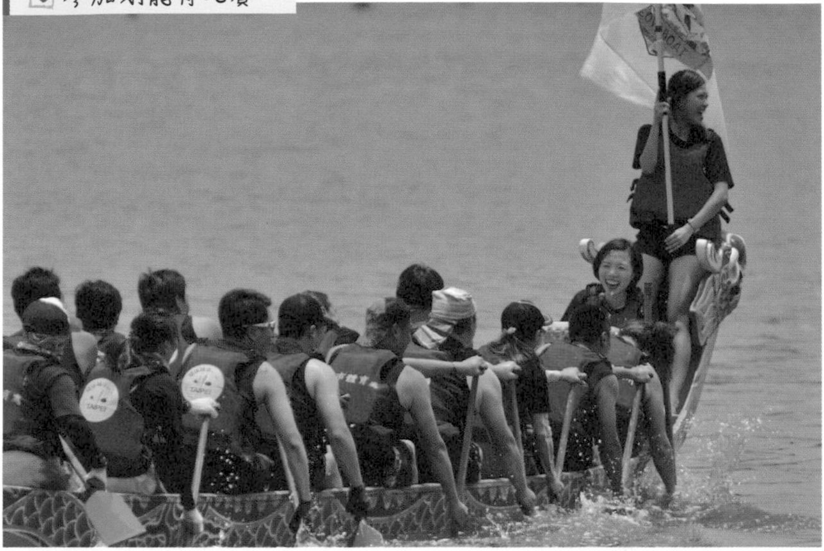

加入「愛之船」龍舟隊，參加划龍舟比賽。我擔任鼓舞大家士氣的鼓手！

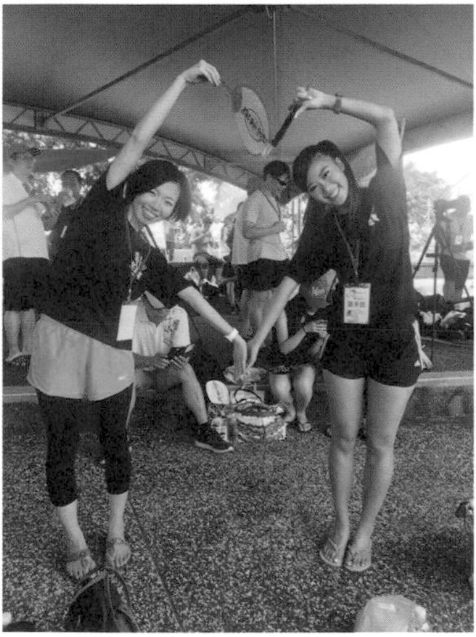

我們首場比賽的奪標手可是 LamiGirls 中最有人氣的 Amis 喔！

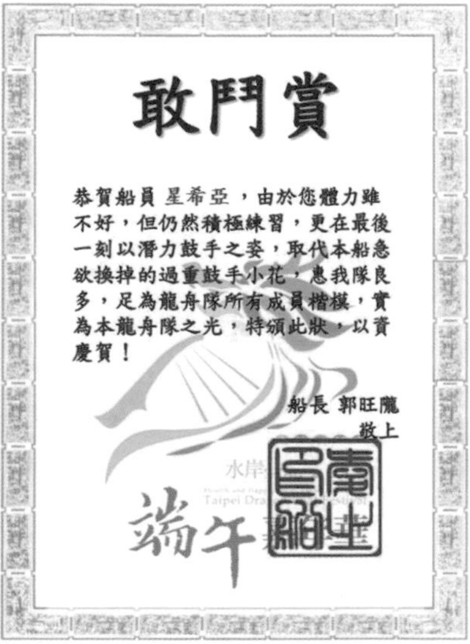

敢鬥賞

恭賀船員 星希亞，由於您體力雖不好，但仍然積極練習，更在最後一刻以潛力鼓手之姿，取代本船急欲換掉的過重鼓手小花，惠我隊良多，足為龍舟隊所有成員楷模，實為本龍舟隊之光，特頒此狀，以資慶賀！

船長 郭旺龐
敬上

船長旺旺頒發的「敢鬥賞」。

☑學會煮泰國菜

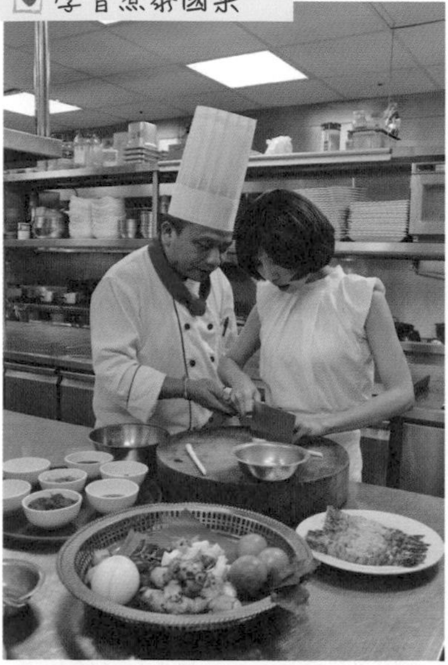

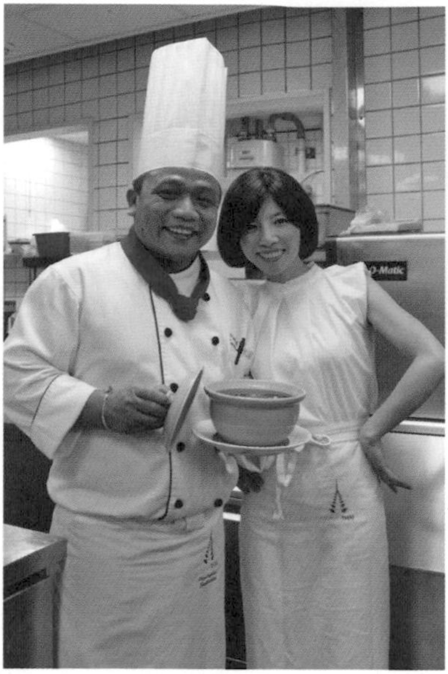

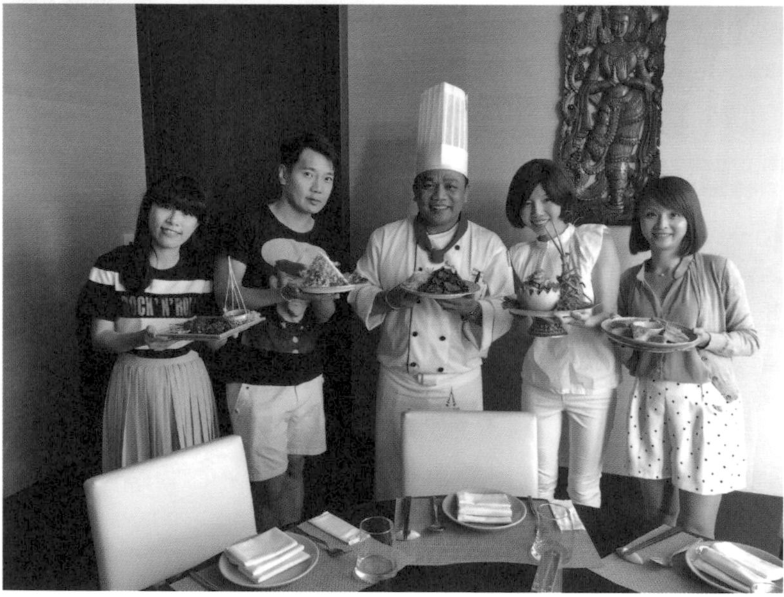

朋友協助邀請到 SUKHOTHAI 泰籍行政主廚——李明茳（阿明師傅）
教我做泰國菜，我真是太榮幸了！

☑畫一幅油畫

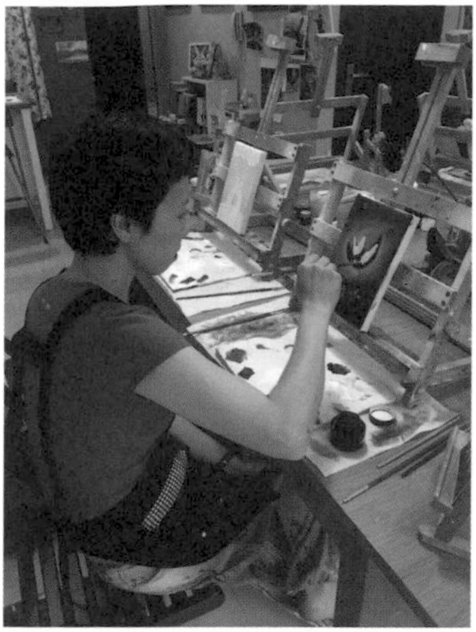

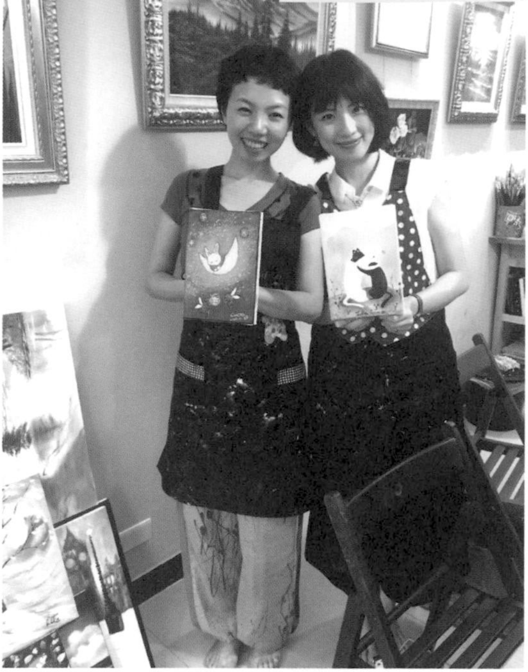

1/2
1 開心完成畫作得到的啟示：自己真的缺乏美術天分，不要再勉強自己和為難老師了XDDD。
2 會以為進入心流作畫狀態中。

☑挑戰半馬

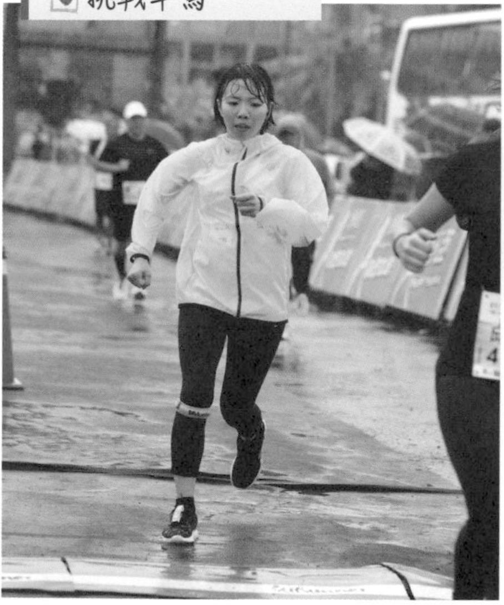

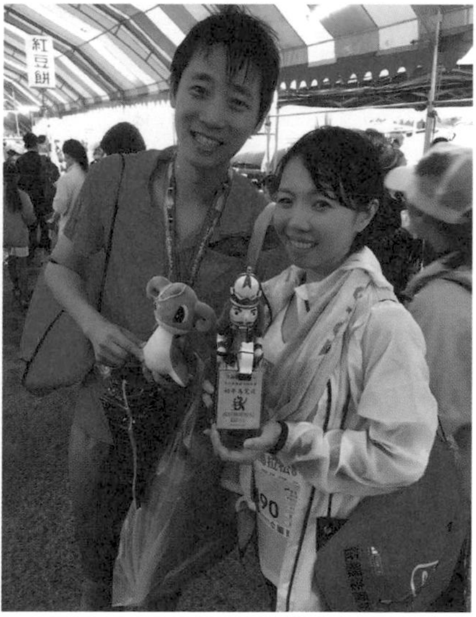

1|2
1 在大雨中完成初半馬
2 胡桃鉗獎盃超吸睛

☑看西藏的天空

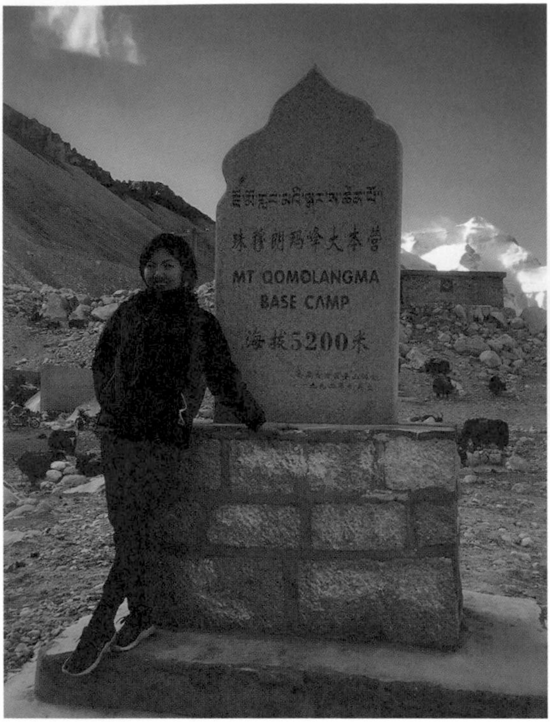

順利登上珠穆朗瑪峰大本營（海拔 5,200 公尺）

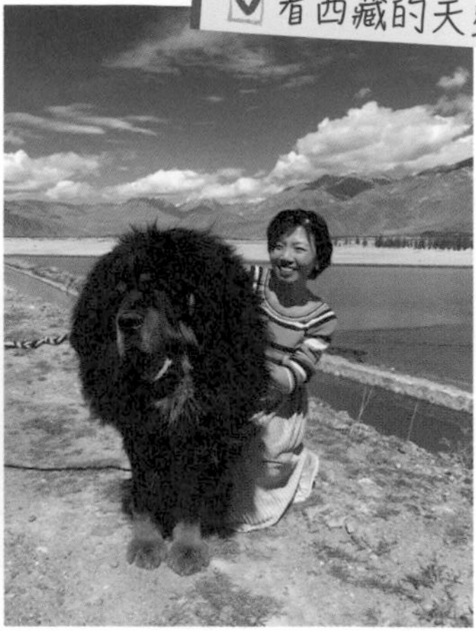

人工飼養下溫馴的西藏獒犬

☑收集未去過的台灣離島：蘭嶼

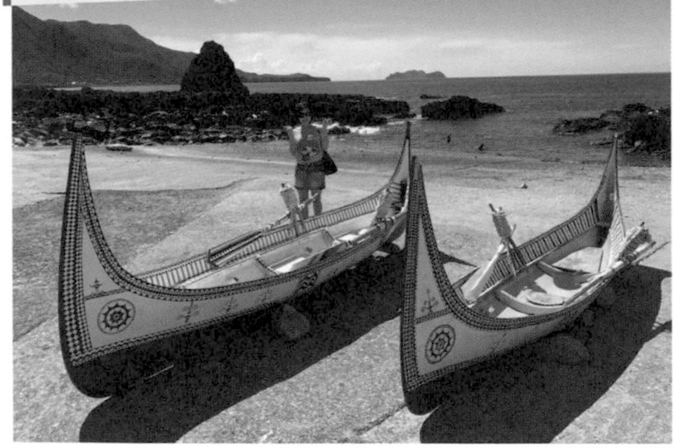

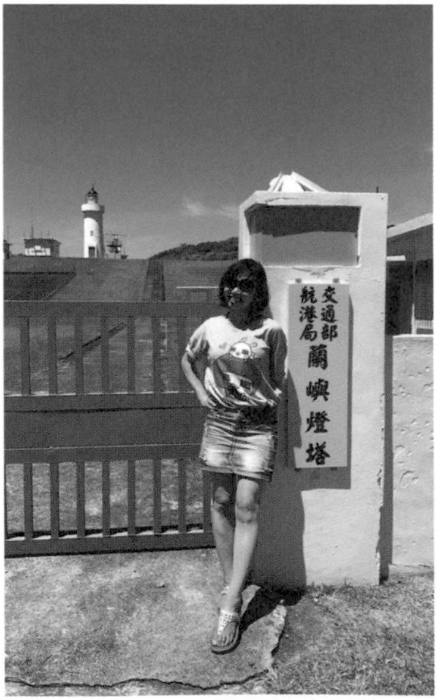

1|2

1 蘭嶼代表物——拼板舟。不過還來不及體驗就因颱風撤回本島。

2 藍天綠地陪襯的蘭嶼燈塔，看起來有點迷你

☑登富士山

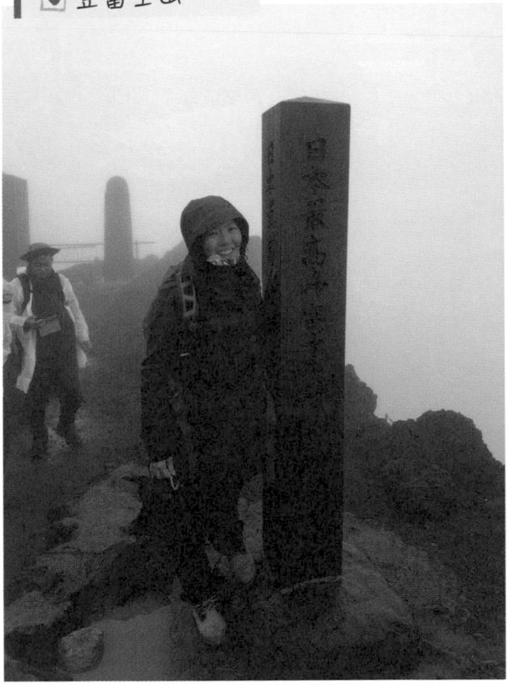

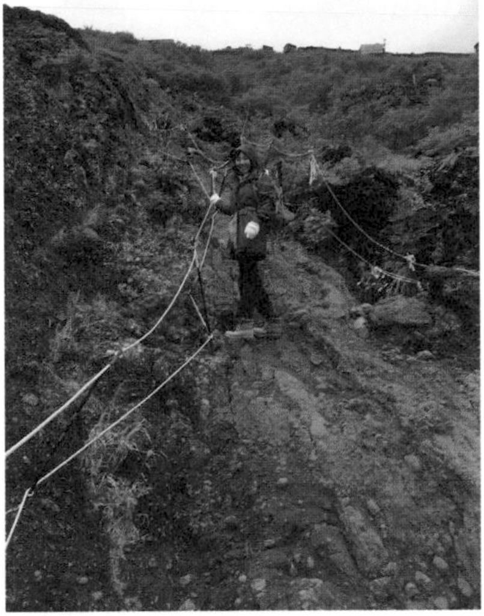

抗癌六周年，在風雨中登上日本最高峰——富士山劍峰。

☑土耳其 Cappadocia 搭乘熱氣球

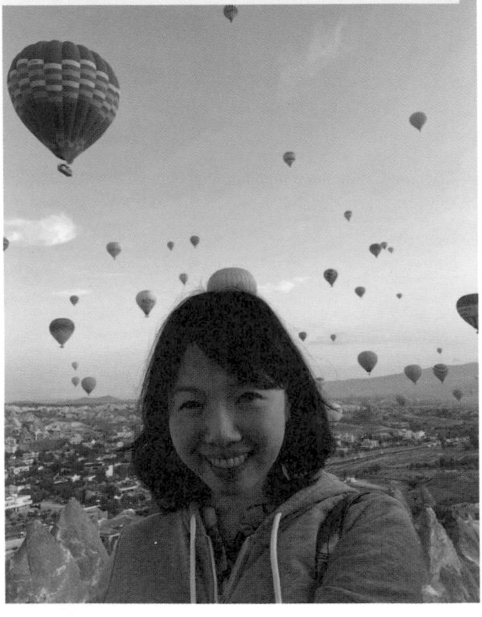

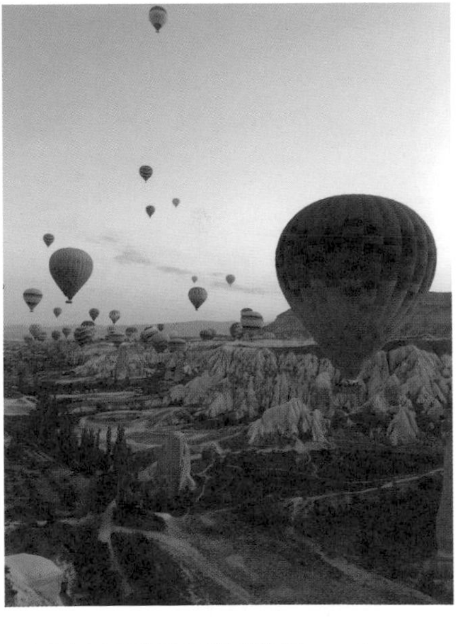

天上就如同下起了熱汽球雨般壯觀

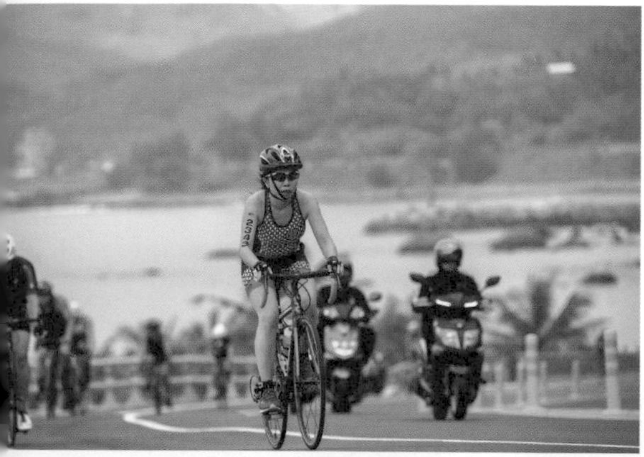

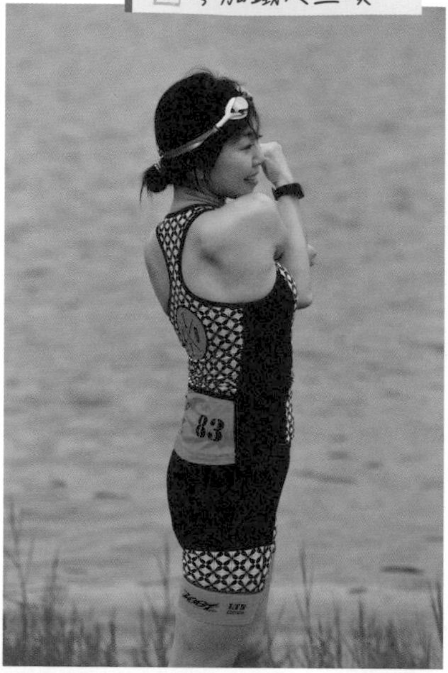

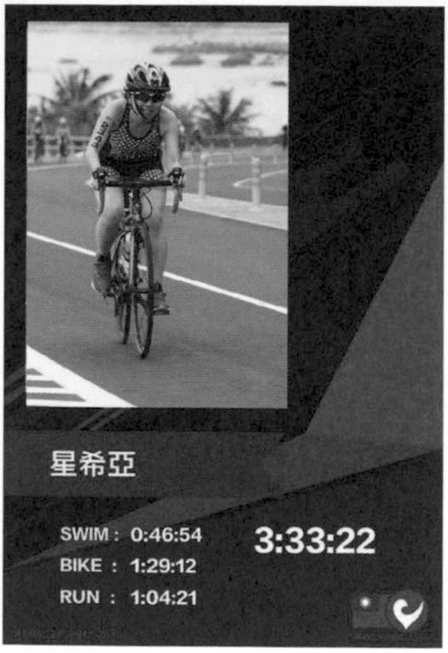
星希亞
SWIM : 0:46:54
BIKE : 1:29:12
RUN : 1:04:21
3:33:22

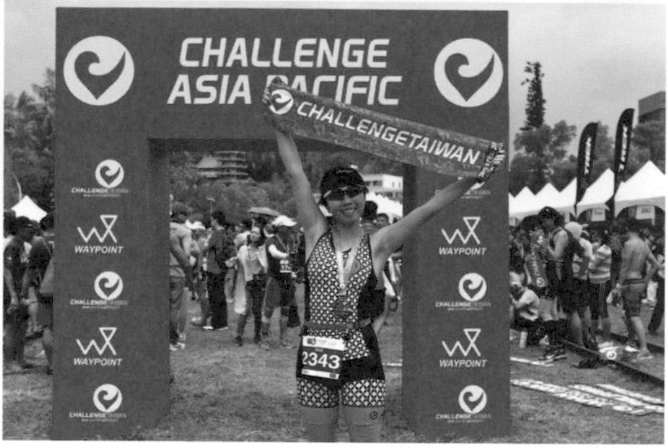

1|2
4|3

1 奮力爬坡段——超羨慕旁邊急駛而過的摩托車
2 下水前的暖身動作一定要做足才行
3 順利通過終點線！
4 初三鐵成績

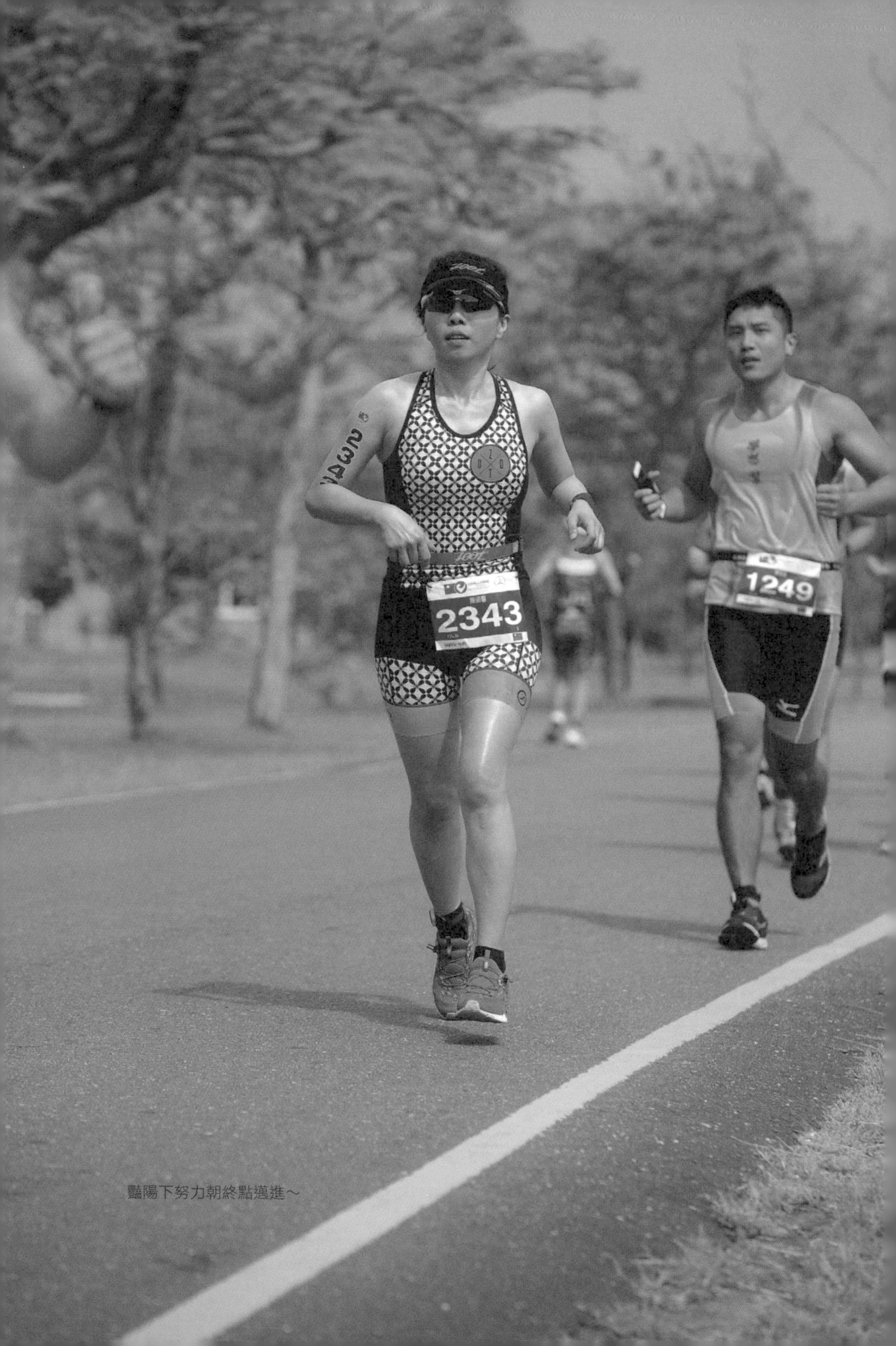

豔陽下努力朝終點邁進～

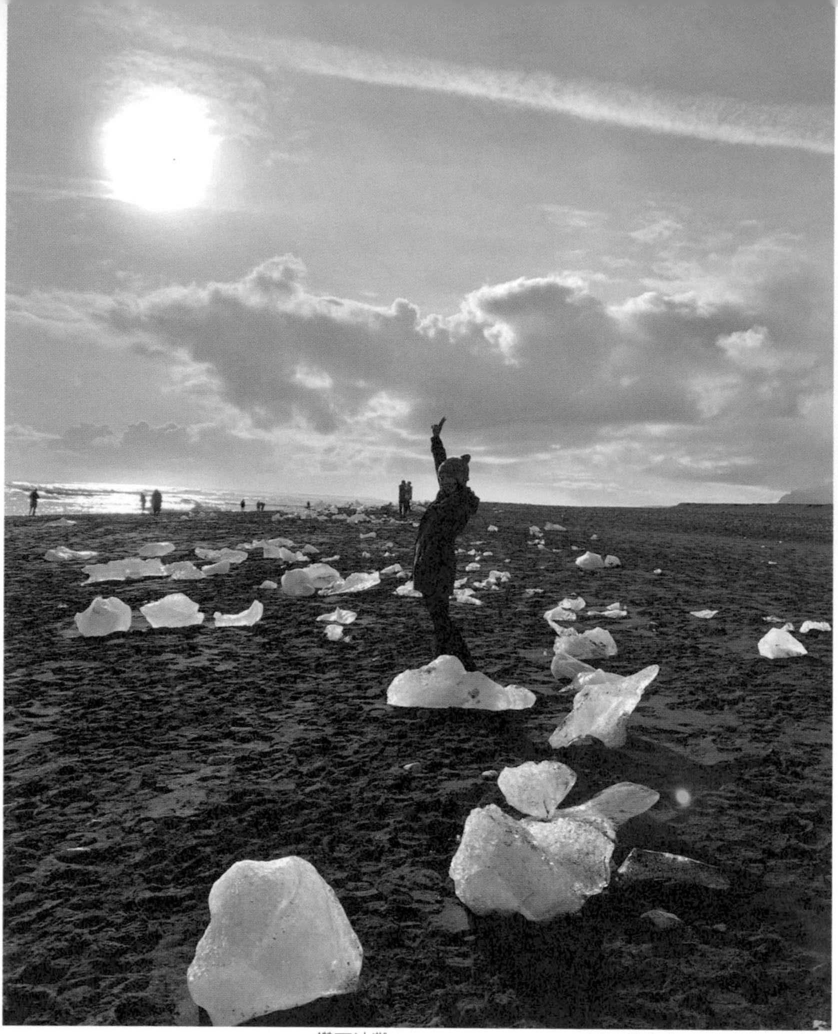

鑽石沙灘 (Diamond Beach) ——一顆顆鑲嵌在黑沙灘的巨大鑽石

怎麼沒有看到極光的照片？

星希亞在冰島行程的第一天，斯耐特半島一日遊結束要回首都雷克亞維克的路上，就幸運與歐若拉女神相遇了；但因車子在行駛中，試了幾次手機拍攝都失敗，只好作罷，專注用眼用心去感受。

當地導遊（兼司機）說這現象非常難得，因為極光一般要半夜才會出現，但當時才晚上 7 點多。他問大家要不要停車觀看。我正要大聲歡呼時，三個中國女生堅持要導遊繼續開，她們要趕回去參加晚上的極光團，不能停留。由於她們的態度非常強硬，導遊只好順從，畢竟半路停會延誤行程結束時間，如果三個女生因此趕不及參團，可能會索賠。

只是星希亞不懂，歐若拉女神已經出現在天上翩然起舞，而你去不理會，只想按照自己的原訂計畫去某處找她，你覺得一定可以找到嗎？

建議來冰島還是自駕比較方便，看預報追極光看到的機率也大許多。

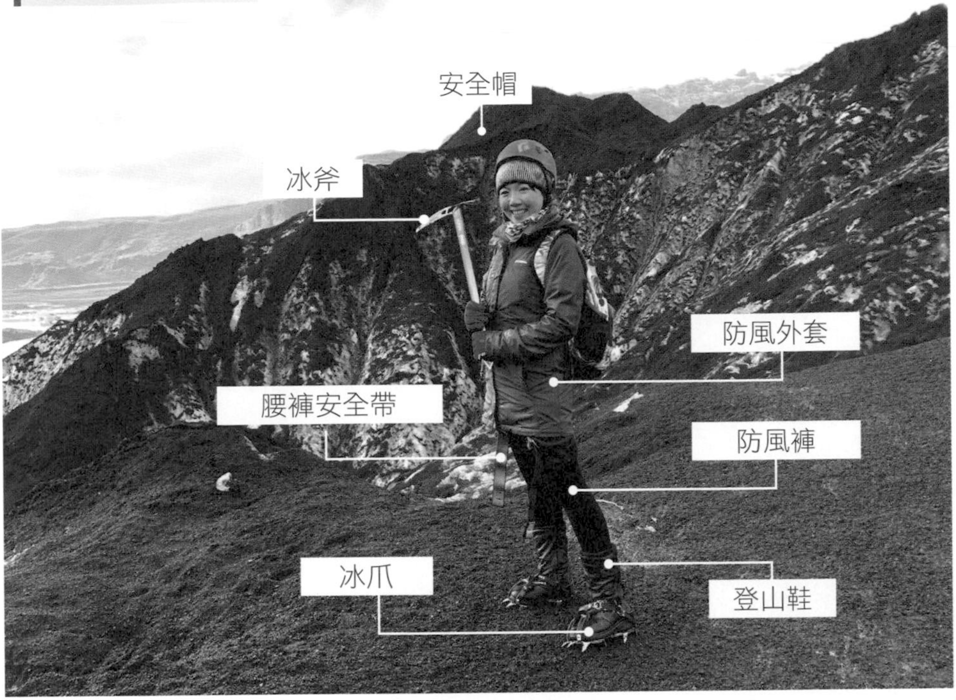
安全帽
冰斧
防風外套
腰褲安全帶
防風褲
冰爪
登山鞋

冰川健行行頭不少

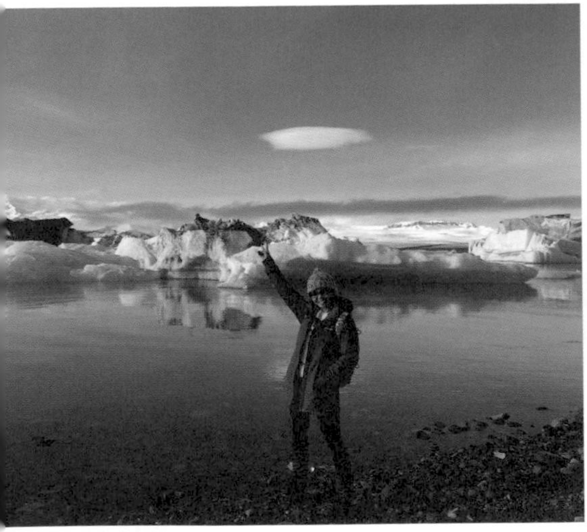

傑古沙龍冰河湖 (Jökulsárlón)

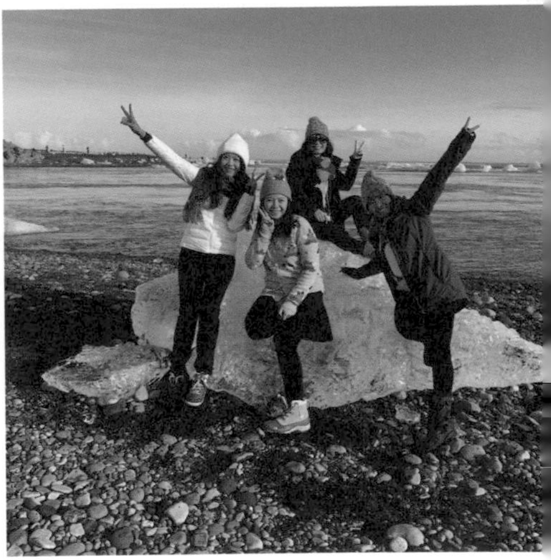

鑽石海灘愉快嬉戲

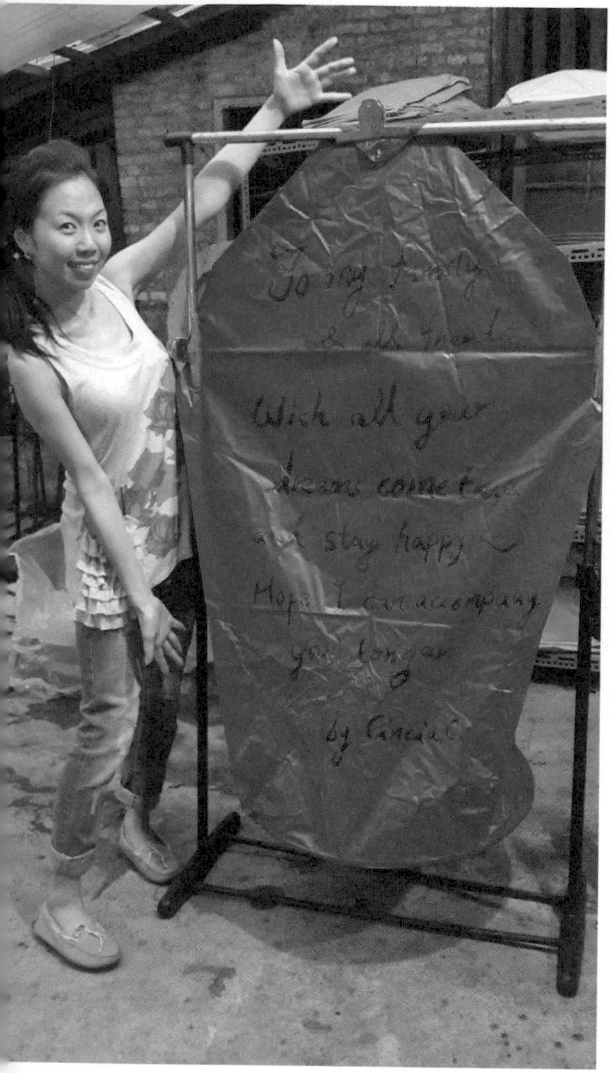
Wish all your
and stay happy
Hope I can accompany

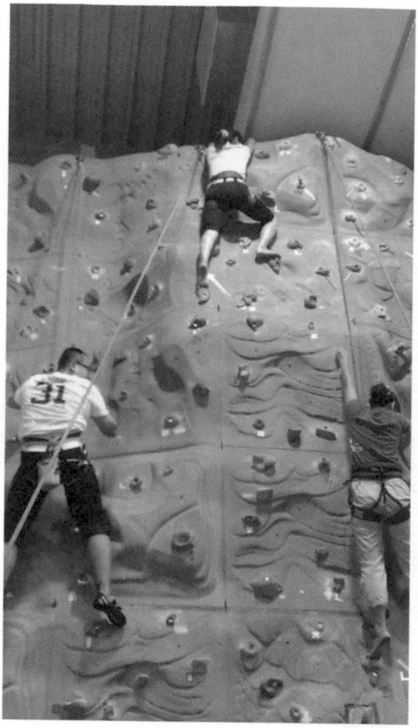
31

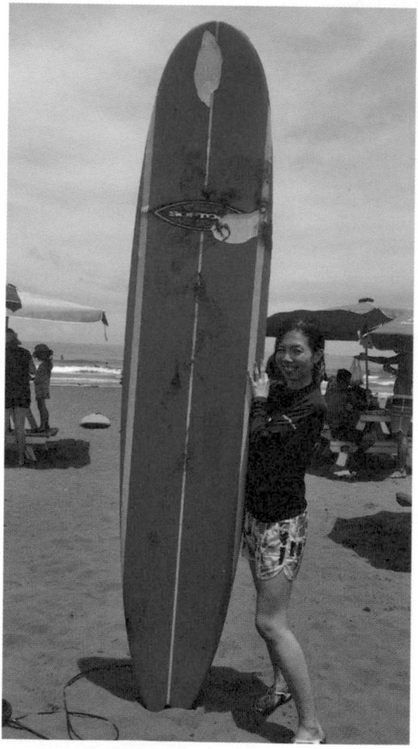

1 2/3

1. 放天燈祈福，希望可以陪伴家人、朋友長長久久
2. 秉持不服輸的精神，我一定要爬上去！（獅子座好強的個性此時展露無遺）
3. 夏天就是要衝浪，才熱血啊！

☑ 閒暇之餘還有更多活動

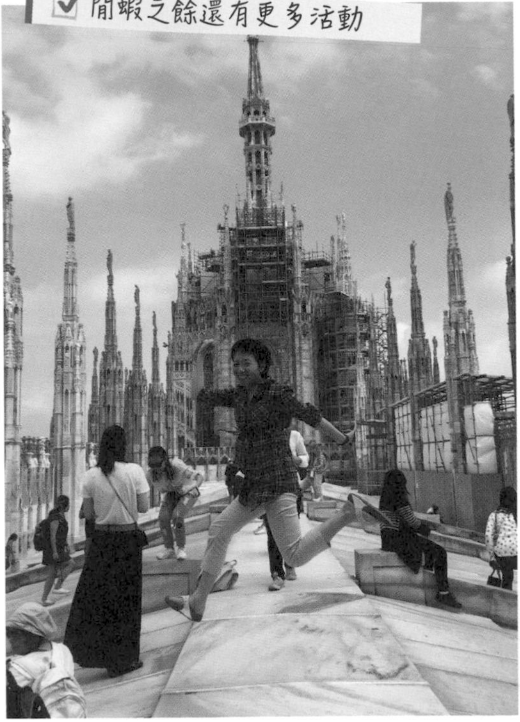

聖母百花大教堂前跳躍

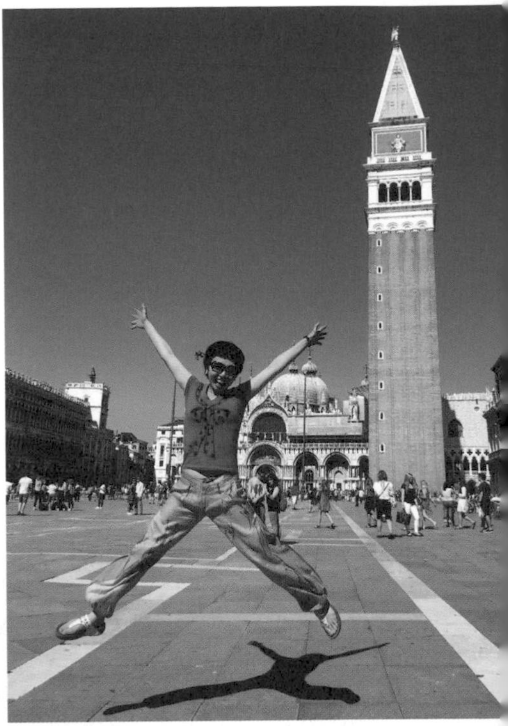

威尼斯聖馬可廣場旁跳

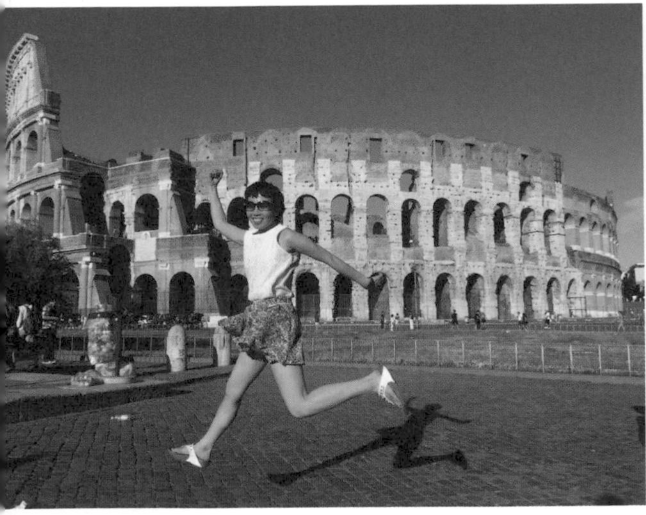

羅馬競技場前跳躍

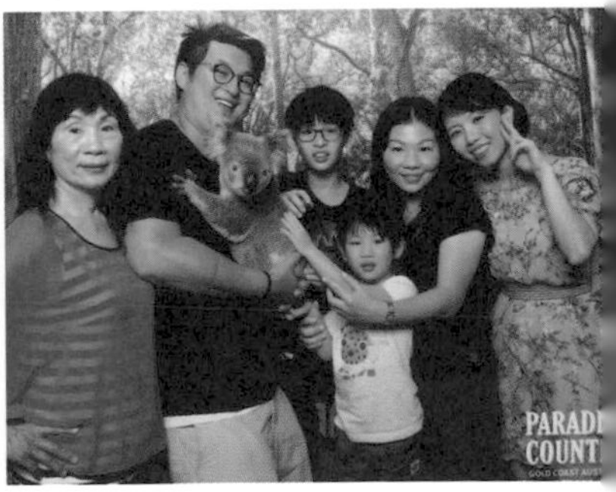

與母親、三姐一家人同遊澳洲。

心願清單——待完成

- [ ] 收集未去過台灣離島：綠島（'13.10.26~28）蘭嶼（'18.08.18~21）、金門、馬祖
- [ ] 埃及騎駱駝看金字塔
- [ ] 搭乘加拿大洛磯山冰河火車
- [ ] 死海游泳
- [ ] 非洲草原狩獵
- [ ] 澳洲大堡礁潛水
- [ ] 駕駛愛斯基摩犬拉雪橇
- [ ] 入住杜拜帆船酒店
- [ ] 祕魯（印加古道 & 馬丘比丘）
- [ ] 復活節島看巨石像
- [ ] 日本下雪天泡戶外溫泉
- [ ] 德國無速限公路上開跑車
- [ ] 挑戰馬來西亞神山
- [ ] 高空跳傘
- [ ] 開（投資）民宿
- [ ] 早晨在心愛的人身邊甦醒

心願清單——待完成

- [ ] 參加國際志工團
- [ ] 下場打高爾夫球
- [ ] 肚皮舞登台表演
- [ ] 泳渡日月潭（放棄）
- [ ] 再次登上玉山（改成登富士山）
- [ ] 挑戰舊金山半馬，拿到完跑禮－Tiffany項鍊（改成南投半馬）

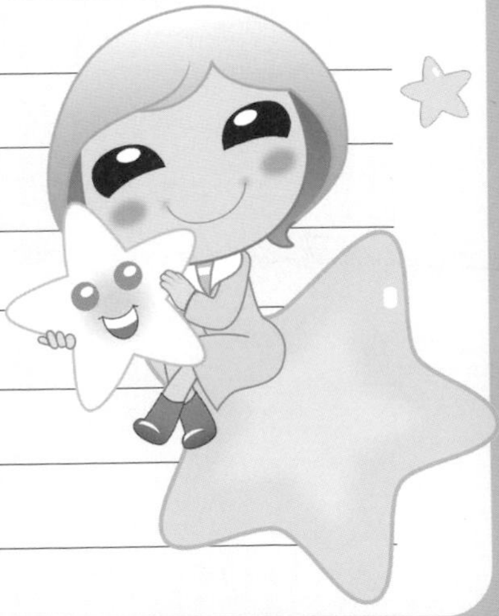

朋友當起小天使，心願單完成超過56%

很多朋友看了我的清單，主動表態想陪我完成某些項目，甚至當起了小天使來幫我達成心願。Joe帶我去綠島參加潛水課程，教練賈董免費教導，順利考取潛水證照；三位要好同事瀛慧、美惠和雪菁替我安排了婚紗攝影，一圓我想披上白紗的夢想；前同事Karan引薦我加入頗具規模的龍舟社團——「愛之船」，讓我順利於二〇一五年六月完成參加龍舟比賽的心願，擔任鼓手一職，負責掌控划槳節奏及鼓舞士氣；「愛之船」一路過關斬將，雖然最後在十二強止步（共有超過六十支隊伍參賽），但這已經是成軍成立以來最好的成績了，尤其當看到對手很多都是原住民、體專生或是健身教練時，就知道要名列前茅有多困難了。

還有素未謀面的網友Doris和ＤＫ（知名ＤＪ），帶我參加馬太鞍部落的豐年祭，我們當天是坐在族人的遮雨棚內看活動，如果是一般觀光客就只能站在棚外觀賞；ＤＫ甚至在豐年祭之後，透過多一層關係（玩樂主播郭人榮），邀請到泰國餐廳主廚來教我煮泰國菜，而且還是赫赫有名

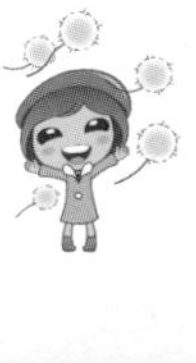

的SUKHOTHAI餐廳泰籍主廚李明芒（註27），這些舉動都讓我感動不已。

抗癌七年多，心願清單的達成率已推進至56％（四十六項中的二十六項），感謝每位陪伴我完成清單項目的家人及朋友，也希望自己能活得夠久（口袋也要夠深），把所有清單項目全數完成。

癌症病患可以出國玩嗎？

輻射劑量的問題

生病後的第一次出國，起初家人都持反對的意見，主要是顧慮搭飛機「輻射劑量」的問題；當時姊姊們還一直遊說我改搭郵輪出去玩就可以避掉這個風險，但這應該不是長久之計吧！總不能每次出國都搭船，這樣去歐洲一趟我要請幾天的假啊？

為了消弭家裡反對的聲音，我整理了相關輻射量資料，用證據來說話，終於家人也不再反對了，耶！成功！

註27：李明芒主廚現在已離開SUKHOTHAI。

輻射量參考值（註 27）

- **胸部 X 光片：**1 張約 0.02 毫西弗。
- **斷層掃描：**胸部 7 毫西弗、骨骼 4.4 毫西弗、頭顱 2 毫西弗、腹部 8 毫西弗。
- **低劑量肺部電腦斷層檢查**（Low-dose CT），輻射量約 1.4~1.5 毫西弗。
- **正子掃描**（PET）：7 毫西弗。
- **台灣天然背景輻射 1.6 毫西弗**（每年）／約 80 張 X 光片
- **台北往返美西 0.09 毫西弗**／約 4.5 張 X 光片
- **台北往返東京 0.02 毫西弗**／約 1 張 X 光片
- **每天抽 30 支香菸約 13 毫西弗**（1 年）／約 650 張 X 光片

目前，非治療需求的輻射建議量一般人每年 5 毫西弗（註 28），扣掉 1.6 毫西弗的環境背景值，只剩 3.4 毫西弗的額度，若 1 年 1 次接受低劑量斷層掃描尚在容許範圍內，但一般的斷層掃描就已經超標了。

以我之前每兩個月照一次頭部、胸腔和腹部斷層來看，加起來每次 17 毫西弗，一年 6 次來算已經高達 102 毫西弗，真是太恐怖了，已經可以讓我往返美西 1,133 趟了。依這樣的數字，我實在無須去擔心搭飛機的輻射劑量問題，因為和檢查所暴露的劑量相較之下，實在太微不足道了。

註 27：資料來源：行政院原子能委員會網站

註 28：維基百科：放射性職業工作者一年累積全身受職業照射的上限是 20 毫西弗 / 年（ICRP 推薦）

其他考量點

如果不考慮搭飛機的輻射量，還有一項該考慮的因素——**時區**。

根據臺大胸腔外科李主任的建議，跨長時區的區域，例如歐洲、美洲，以一年一次為限。他的觀點是生理時鐘需要調適，對身體是一種負擔。若是時區相近的國家（例如時差一至二小時），則對生理時鐘影響沒那麼大，常去比較沒有關係，但也不能頻繁到每個月都去。而國內旅遊的話，則沒有限制。

我個人覺得抗癌過程「**保持心情快樂**」最重要，如果出國走走可以讓身心舒暢，那就勇敢出走，讓旅遊愉快的回憶，作為我們長期抗戰的安定劑。現在就收拾行李，準備出發吧！

✿ 癌友出國旅遊注意事項

除了搭飛機輻射因素，治療中的癌友們出國玩要注意哪些呢？

這邊要叮嚀大家，一定要等到病情穩定再安排出遠門的計畫。像我二〇一五年年中原本計畫去西藏，但因為腦部腫瘤狀況不明朗，只能忍痛取消，留得青山在、不怕沒柴燒，養好身體以後多的是出去玩的機會，千萬不要急於一時。

化療階段

1. **旅遊地點選擇：**建議化療期間挑選先進的國家旅遊，例如：日本、西歐、美加等地，不僅環境衛生條件較佳，一旦發生臨時就醫需求，當地醫療水準也較高，可以緊急對應處理。

Tip 申請「英文病歷摘要」隨身攜帶，若需在海外就醫時較為方便。

2. **口罩不離身：**搭乘大眾運輸如飛機、火車、巴士等，請務必戴上口罩，除了吃東西、喝水可暫時拿下來，建議全程戴上比較安全。基本上人多擁擠的地方就危險，這時候口罩就要戴上，以避免病菌感染。

Tip 口罩應每天更換，數量記得多帶，不要算得剛剛好。

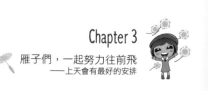

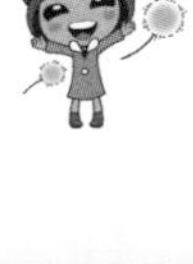

3. **化療基本的飲食原則要遵守：**

- **不吃生食：**到日本不要看到新鮮的生魚片就想偷嚐一口，絕對要禁止任何生食，包括生菜沙拉也要忌口。
- **不喝生水：**最簡便的做法就是購買包裝礦泉水，既然都出國玩了，千萬不要為了省錢而喝生水；也可以隨身攜帶保溫瓶，在飯店或餐廳裝煮過的開水來喝（像日本餐廳就有很多熱茶可以裝，超讚的）。還有一點要注意，漱口、刷牙用水都要用礦泉水或煮過的水才安全喔！
- **不吃不能削皮的水果：**有戰友告訴我，他去日本看到鮮紅欲滴的草莓，忍不住嚐了一顆，結果就不舒服了一、兩天，一般人聽起來會覺得很誇張，但癌友的身體不比常人，出門在外，一切謹慎為上。

4. **營養食品隨身帶：**出國打包行李和以前最大的差異，就是多了一大包保健食品，不過沒關係，吃完就通通消失啦！回程的行李箱可以裝戰利品的空間還是一樣大，嘿嘿！

5. **備用藥品：**必備腸胃藥、感冒藥（含退燒藥），請醫師不要開藥水，除了不好攜帶，容量超過一百毫升也無法置於隨身行李。基本上，我的備用藥品都是出國前請主治醫師開立，通常必須自費購買，不過算算也只比購買成藥貴一些，但吃起來卻大大的安心。

6. **其他注意事項：**建議攜帶環保筷、水果刀（託運）。

口服標靶藥物階段

1. **標靶藥物務必隨身攜帶：**不要放行李箱託運，以免有遺失的風險。我前往西班牙馬德里旅遊時，考量當地治安差，甚至還把部分藥物放在同行者行李中，以免被搶時連藥物也不見了；當然這還是有風險在，如果同行的人全都被搶，那真的也沒轍了。

2. **飲食方面：**已不像化療期間有那麼多禁忌，可以嚐點喜歡的生食、帶皮的水果，但還是要注意衛生的問題。

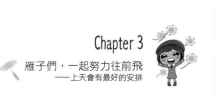

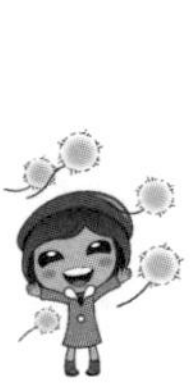

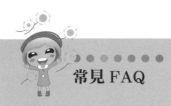

常見 FAQ

Q：我每天都喝蔬果汁，出國怎麼辦啊？

A：出門在外，總不可能將果汁機帶出門吧！我的作法是多吃當地時令水果，所以每次一到飯店 check-in 時，就會問服務人員附近的超市在哪裡，然後去超市買瓶裝水、水果等補給品。如果是跟團旅遊的話更方便，就直接請當地導遊協助，飯店如有提供自助早餐，沙拉區通常會有新鮮水果，建議就可以多吃補充植化素。

如果是化療中的癌友，不建議直接購買處理好的水果食用，因為我們看不到它的處理過程，風險相對高很多。

Q：癌友可以泡溫泉嗎？

A：一般會建議化療中的朋友不要泡溫泉，因抵抗力差容易被感染，如正在接受放療更不行，會有皮膚感染的問題；標靶藥物治療則無限制。而泡湯的高度建議在心臟以下（水位在肚臍和心臟中間）。雖然如此，我認識幾位正在化療的戰友都有定期泡湯的習慣，但真的不鼓勵啦！畢竟風險還是相對高。

Q：歐洲幾乎沒有青菜可以吃，有的只有生菜，化療病人怎麼辦？

A：我的做法是以水果取代青菜，吃大量水果來補充植化素，如果是入住附設廚房的公寓，可以考慮去超市買青菜回來燙，不過這相對麻煩，我也沒這樣做過（出去玩時間都不夠用了，還花時間煮菜？），都是狂吃水果來替代。

抗癌三不

✿不要封閉自己

一旦確診罹癌，首先就是要「面對它」。正視自己或家人罹癌的事實，掌握病況以及它的嚴重性，絕對不可以用鴕鳥心態來逃避，這對病情不會有任何助益。

我當初確診時也閃過一個念頭：要不要對家人、朋友隱藏病情？後來很快就打消這樣的想法，因為我知道抗癌不是個人的事情，我一定需要家人和朋友的支持，就好比打仗的時候，集體作戰絕對比孤軍奮戰要來得有勝算。

我強烈建議癌友，不要把罹癌這件事當成祕密封鎖在心裡，勇敢走出去，參加癌友團體活動或社團，認識一些相同的癌友，除了讓自己覺得不孤單外，更可以交流資訊，讓自己在抗癌的路上走得更順遂。也歡迎癌友及家屬加入臉書非公開社團「抗癌戰友會」，提出申請後社團管理員會進行審核，只要是癌友或癌友家屬都可加入。

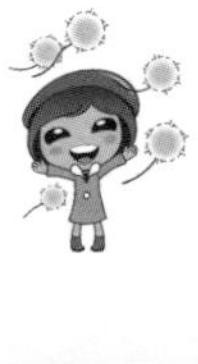

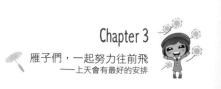

不要亂試偏方

父母親三不五時就會從朋友那邊聽到：〇〇〇的親戚得了癌症，醫師說活不過三個月，後來人家介紹吃了×××就痊癒了。

雖然一開始我就對爸媽千叮嚀萬交代，要他們不要亂買營養品或藥物，真的很想買也要先問過我，不然我絕對不吃，沒想到還是遇上有人來趁火打劫。一位阿姨介紹媽咪買了好幾萬元的麝香，說什麼對肺癌很有效，在來不及阻止的情況下媽咪就付款了，東西也很快就收到；但我怎麼查都查不到麝香對肺癌有療效的資訊，因此堅持不吃，幸而同時姊姊們從旁勸退媽咪，最後那些麝香的下落我也不得而知。

爸爸這邊也不遑多讓，有朋友說可以幫忙買野生牛樟芝，一包要價二十多萬元（根本也不知道多大包），幸好這次爸爸有先跟我商量，我跟他解釋野生牛樟芝數量稀少，外面假貨很多，我們又不會判別，很容易被騙；況且我已經有在服用牛樟芝膠囊了，實驗室培養的品質相對穩定，不需要吃野生的，爸爸這才作罷。

另一個案例是媽咪朋友的妹婿，肝癌末期，開刀切除腫瘤後不願意化療，在人家介紹下吃「犁頭草」保健，短期內病情控制地很好。媽咪聽了很感興趣，想說服我嘗試看看。WOW！有這麼神奇的東西，我立馬請出Google大神來問，的確有「犁頭草抗癌」的說法，但「犁頭草」本身是具有毒性的，因此有幾篇新聞就報導病患吃了後中毒送醫，我馬上拿著報導給媽咪看，跟她說：「吃犁頭草風險太高，萬一癌症沒有治療到，就先中毒怎麼辦？以毒攻毒這套理論應該不是每個人都可以嘗試，實在太危險了！」媽咪也尊重我的意願。

隔了幾個月後，媽咪突然跟我說，朋友妹婿的癌細胞已經擴散到多處器官了，問我怎麼辦？我只能勸他趕快回醫院，但不到一個月的時間他仍然過世了。只能說偏方害人不淺啊！

別以為相信偏方者都是教育程度不高的人，受過高等教育而誤信偏方的也大有人在；特別要提醒癌症期別為前期（零期、一期、二期）的癌友，癌症並非絕症，早期發現並接受適當治療，治癒率都相當高，實在沒必要選擇風險較高的偏方來治療。

常見醫療詐騙手法

醫療詐騙層出不窮，特別是癌症和糖尿病、高血壓等慢性病患者，更是醫療詐騙的受害重災區。受騙患者損失的不只是金錢、時間、精力，更可能是真正有效的治療機會。跟大家分享自身或是周圍癌友遇到的醫療詐騙手法，供大家警惕參考。

1．試圖加劇你內心的恐懼

騙徒可能會告訴你，自己遇過很多和你相同或類似的案例，去醫院接受西醫治療後下場都很慘，誇大正規治療的副作用，不斷地灌輸去醫院治療等於送死的觀念，試圖讓你感到害怕恐懼。

之後再拿出「現身說法」的成功病例，宣稱這些病患都是被他的神奇療法治好，你運氣好剛好碰到他，還有被救活的機會。這時，你就會自然而然地買單了，然後滿心期待這個神奇療法可以治癒自己的疾病。

當一個人試圖誘導你認為自己已經沒救了，但可以「死馬當活馬醫」，你就要提高警覺了，因為他在激發你絕望和僥倖的心理。如果治療效果不好，他會說本來你就是死馬，還指望他能妙手回春？再惡劣一點，他可能還會跟你說因為你病情嚴重，要持續治療久一點或是加重藥物劑量，效果才會出來，用話術讓你一而再、再而三掏出錢來。

2．「好心」分享「祖傳祕方」

如果有人跟你分享，自己或親友也曾經罹癌，吃了某種祖傳祕方就痊癒，你會心動想嘗試嗎？

請冷靜思考！如果你有一個好用的產品能賣給上萬名顧客，你會選擇只賣給幾個人嗎？同樣道理，如果祕方真的管用，他難道不會想申請專利，把祕方推向更大的市場、賺更多的錢，就單純是為了濟世救人嗎？

假使動機真的是濟世救人，那麼就更應該把祕方貢獻出來，讓正規醫療機構好好研究，正式通過臨床試驗、獲准上市，才能造福更多的患者。

3．過於樂觀的說法

一位受過專業訓練的醫師在告訴病患治療方案時，通常他是這麼說：你得了什麼病，屬於哪種類型，發展到哪個階段，現在有幾種治療方案。方案一是什麼，按照數據，對多少比例的病患有效，一般吃多久會出現抗藥性。

但方案一的副作用很大，很多病患吃了藥物後，生活品質都不理想，所以還有方案二，治療效果差一點，但副作用小，生活品質較高。以上兩個方案都是健保所涵蓋。

如果經濟許可，以上兩種方案還可以考慮併用什麼藥物，研究數據看起來治療效果更好，不過這就必須要自費了，依你現在體重要多少劑量，費用約為多少，你可以評估要哪一個方案。

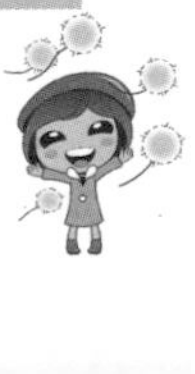

這就是審慎、嚴謹、負責任的表達方式。相反的，如果專科醫師都覺得不樂觀，卻有人能「保證治癒」，極有可能是詐騙手法。

4．要你花大錢消災

除了身體治療，很多時候重症病患還需要心靈上的慰藉與治療，於是，重症病患和家屬，可能四處求神問卜，希望能夠靠神明的力量消災解厄。

騙徒算準這些需求，謊稱你被惡靈纏身所以才會生病之類，可能你還會覺得恍然大悟，覺得終於找到自己生病的原因，一旦你相信，就是掉進他設計好的圈套裡。他開始口沫橫飛告訴你各種解決方案，要茹素、唸佛、放生等，但其實這些鋪陳只是為了取信於你，最終他還是會說出真正目的—要你花大錢消災。

正派的宗教絕不會在人有難的時候狠狠敲一筆，所以如果遇上獅子大開口的情形，對方極有可能是神棍。

想要預防醫療詐騙，請記住「**不要當下自己做決定**」。儘管對方的說詞或者提出的治癒案例多麼吸引你，請先告訴他要回去和家人商量，給自己爭取多一點時間思考和尋求協助。辛苦賺錢是要給自己和家人花用，不讓壞人騙去，希望大家都能看清醫療騙子的套路。

不要自己當醫師

提醒各位還在治療中的癌友們，務必配合主治醫師好好治療，千萬不要擅自停藥，否則可能會導致無法想像的後果，我身邊就有一個例子。

Jane，一個來自澳門的可愛女孩，乳癌第四期癌友。認識Jane是因為她在我的部落格留言，記得當時她跟我說，她的弟弟向她推薦我的部落格，認為看了我的抗癌過程可以增強她的信心。

實際碰面也只有一回，那次是一群戰友相約吃帝王蟹。請不要驚呼：「癌友聚餐不是應該選擇蔬食餐廳？怎麼會吃帝王蟹啊？」就算是癌症病患也要好好享受人生、品嚐美食，心情好對抗癌的效果有很大助益。

Jane有張清秀略帶稚氣的臉龐，儘管膚色因化療而變得暗沉，但一雙大眼仍充滿生氣；Jane的身形十分纖細，彷彿風一吹就會倒，感覺需要人好好保護。當天吃飯她就坐在我隔壁，跟我說自己還在發燒，頭有點暈。

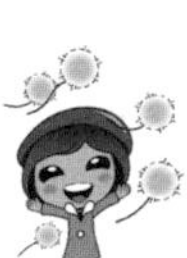

「發燒怎麼還出門呢？應該要好好在家休養，我們可以改天再約啊！」我忍不住唸了她一下。

「唉唷！我已經整天都待在家裡了，再不出門我會悶壞啦！」Jane用撒嬌口吻說道。

「好吧！那如果妳覺得不舒服要跟我們說喔！既然今天都已經出來就開心吃飯吧！不過化療期間還是不建議經常趴趴走比較安全啦！我有注意到妳的FB常常跟朋友約吃飯喔！」我向來對女生撒嬌沒有抵抗力，只好這樣回應。

「好！我自己會注意的啦！」Jane開心地點頭說著。這時我也不好再說什麼，免得讓人覺得自己很嘮叨。

約莫兩週後的星期二，接到Jane的電話，焦急地問我：

「星希亞，我檢查出來移轉到腦部，怎麼辦？」

「啊！怎麼會這樣？醫師有沒有說怎麼辦？」

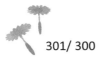

她回覆我，醫師說數量很多，不能用電腦刀，只能全腦放療，她十分擔心全腦放療的副作用。由於這跟 Kim 姐的狀況有點類似，於是我就將 Kim 姐的聯絡方式給了她，讓她們自己去聯繫。

到了週五，我們在 Line 群組傳訊息詢問 Jane 的狀況，這時候回覆我們的卻是 Jane 的弟弟。

「我是 Jane 的弟弟 Kane，她的狀況不是很好，精神愈來愈差，也認不太得人了。」訊息這樣跳出。

看到這樣的訊息著實讓我嚇了一大跳，不過短短幾天，怎麼病情惡化這麼快速？這叫人怎麼接受啊！

在臺大急診室待了三個晚上後，Jane 終於可以住進病房，但此時的 Jane 已經認不得人，也失去了行為能力。

正當我們感到震驚不已時，Kane 跟我們分享了姊姊的治療過程。

（以下是我和 Kane 的傳訊內容，經詢問當事人同意後才公開）

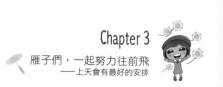

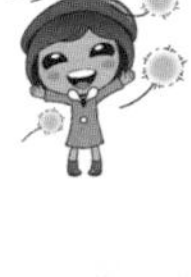

「她（Jane）會移轉那麼快，跟她自己也有關係。她怕化療副作用，經過二次化療後，從十月初出院就沒有再化療了。門診時，主治醫師說用什麼化療藥，她查一查就說有什麼副作用，就跟醫師說不打，逕自回家去了。（**註**：Jane 的職業為藥劑師）」Kane 說著。

「後來要再排門診化療，卻因為手腫要查原因排定檢查，又拖了半個月。」Kane 繼續說道。

「怎麼會這樣？太不配合了，自己是藥劑師反而擔心化療副作用。」我回應。

「後來還是檢查不出手腫的原因，就還是照原定計畫化療，但不知道為什麼改成口服化療藥。口服化療藥她帶回家也沒保管好，壞掉又沒吃。因為我都不在台北，一開始都是我媽陪她去醫院，後來她都說自己去就好，不讓我媽一起去。這些都是後來醫師告訴我們才知道，這期間都只有吃標靶。」Kane 說。

「她這樣真的很不乖。」

「我早就跟她說過，要選擇最有效的方式來治療，而不是最輕鬆的方式。標靶有控制住原生腫瘤，卻沒辦法阻止癌細胞轉移到腦部。其實她至少從十一月中就在頭暈了。」

「我們十一月底聚餐她有提到頭暈，但自己以為是發燒的關係。」

Jane會這麼嚴重，主要就是因為癌細胞侵犯到腦幹，現在想想，如果她能提高警覺，早點檢查腦部的話，也許惡化速度就不會這麼快。

我到病房探望Jane，在病房來回走了幾次找不到她，一度懷疑自己找錯病房，原來是因為Jane變得又黑又瘦，讓我沒能一眼認出。握著她骨瘦如柴的手，心中真有說不出的難過，只能對她說：「星希亞姐姐來看妳了，快起來跟我聊天，我們再一起去吃好吃的。」

只是Jane還是靜靜躺著沒有回應……Kane在一旁，我拍拍他的肩膀，請他和家人要堅強，可以請求宗教的力量，去拜拜、禱告都好，要相信會

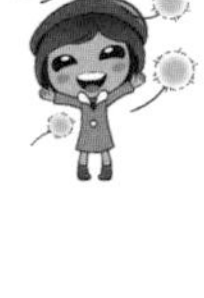

有轉機的。臉書社團也發起集氣活動為Jane祈福，希望奇蹟可以降臨。

上天真的回應了我們的祈禱，約莫一個半月後，Jane終於逐漸清醒，也開始可以認人，問問題會點頭或搖頭，也慢慢可以說一些話；Jane的同學來看她，她也能夠叫出同學的名字，能稍微做溝通。此時我真的突然很想大喊「哈利路亞」！

Jane的結果看來是不幸中的大幸，還可以順利恢復意識，只是因為四肢功能受到影響，往後還有漫長的復健之路要走。

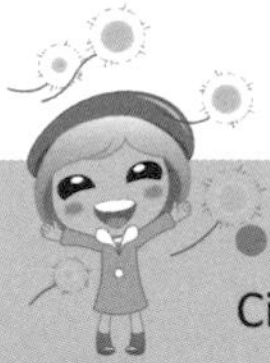

Cincia 小叮嚀

癌友在治療過程中，千萬不要因害怕副作用擅自停藥或減量，更不應中斷治療，若副作用過大，已經對日常生活造成影響，應與主治醫師討論，是否可降低劑量或更換治療方式，而不是自行決定，既然已經選擇了主治醫師，就該好好配合醫師積極接受治療，醫病合作才可以讓治療發揮最大效果。

小心「倖存者偏差」

不少人應該都有過這種經歷，當你勸朋友戒菸戒酒的時候，他往往會回應你說，很多人從年輕就菸不離手酒不離口，現在都年過七十了，身體還是一樣硬朗，我何必要戒呢？甚至有些朋友還會調侃我說：「看妳都不菸不酒，結果卻得肺癌四期，那我不如好好享受一下，反正會不會生病都是命中註定。」我頓時有種「好心被雷親」的感覺。

這就是典型的「倖存者偏差」（survivorship bias）。很多人抽菸喝酒數十年仍然健在，不代表抽菸喝酒對健康無害，因為你沒有看到更多你不認識的人，因為長期菸酒不忌，早就不在人世，而死人是不會說話的。同樣是肺癌，像我這樣不菸不酒的女性多半罹患肺腺癌，而吸菸者容易得到小細胞癌，是最快速侵襲生長的肺癌型式，故治癒機率並不高。

我們總會聽到很多神奇偏方，或是什麼江湖神醫，相比之下，較少人主動談論哪間醫院的某醫師醫術高明，堪稱華佗再世。

為什麼偏方在「倖存者偏差」上表現得較明顯？

原因很簡單，因為大多數人對醫院有較高的期望值，理所當然地認為，去醫院就能一定能把病治癒或控制住。所以在正規醫療下得到有效治療，很少有人會主動宣傳這

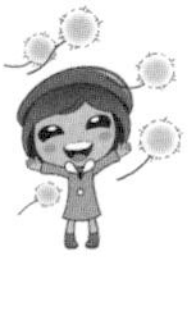

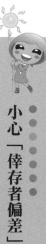

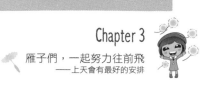

間醫院的好，因為一切都是那麼順理成章；反之，如果治療效果未達預期，失望和不滿的情緒便會油然而生。

相較之下，一般人對於偏方、另類療法的期望值較低，通常都是抱著「試試看」或是「死馬當活馬醫」的心態，就算沒有效果，因為本來就是死馬，也就認為合情合理而不會到處傳播。但如果真有效果，就算只有一點點，當事人極有可能會四處宣傳。因此，哪怕一百人中，只有一人被這個偏方治好或改善病況，那個人就變會成為該偏方的「免費代言人」，為它四處宣傳。

請記得，當有人宣稱他因為偏方得救時，其實背後可能有更多因此受害的人，是無法站出來為自己說話的。所有奇蹟故事描繪給我們的圖像從來不是全貌。

最令人感到遺憾的是，有些病患罹患的是可被現代醫學治癒或有效控制的疾病，但他們捨棄真正能醫治他們的正規醫療，選擇使用偏方，直至病入膏肓後才回頭尋求正規醫療，這個階段往往原先有效的正規醫療也幫不上忙了。

你要讓自己的身體去給那些毫無科學依據，粗糙且具有強烈危險性的偏方做試驗嗎？接受現有的正規治療，才是經過科學方法驗證，最可靠的抗癌方式。

倖存者偏差知名案例

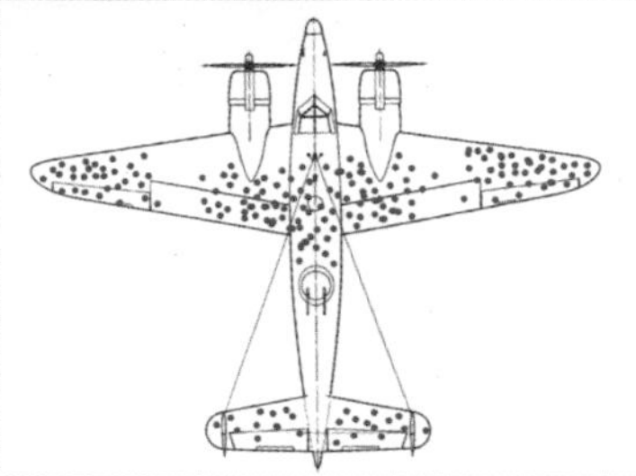

二次世界大戰期間，美國統計學家沃德教授（Abraham Wald）被授命研究《如何降低飛機被擊中的機率》的命題。沃德教授研究發現：機翼是最容易被擊中的位置，而飛行員座艙和機尾則是最少被擊中的位置。（示意圖如上，來源：維基百科）

依照當時的航空技術，機器的裝甲只能局部強化，以避免過重。那該加強機翼還是飛行員座艙和機尾呢？軍方指揮官認為既然機翼最容易中彈，當然應該加強機翼的防護，而沃德教授則建議應該增加飛行員座艙和機尾的防護。

沃德教授認為指揮官的判斷就是犯了「倖存者偏差」這個邏輯歸因的錯誤。從統計觀點來看，被多次擊中機翼的轟炸機，依然能夠安全返航，而在飛行員座艙和機尾的位置，發現很少中彈。那並非真的不會中彈，而是一旦中彈，根本就回不來了。後來事實證明教授的建議是正確的，聯軍轟炸機被擊落的比例顯著降低。所以說看不見的彈痕卻最致命！

永遠肯定自己、相信自己

從珍珠變成石頭？

老朋友H在國外求學、工作住了近十年，最近幾年才回台灣，他在國外期間我們也少有聯絡，只有他每年回台灣時找幾個朋友一起聚聚。H回台定居後，可能台灣朋友也還不多，我們便常聯絡、出遊，儘管興趣大不相同，但奇妙的是兩人之間也還算有話聊。

突然有天H開口要我當他女朋友。

「你也知道我的身體狀況，這種情況我怎麼可能談感情？」

「我只是想照顧妳，沒想太多。」

「我就當你是我的好朋友，這樣相處比較沒有壓力。」

H看我語氣堅定，只好說：「好！那就照妳的意思吧！」

於是，我們就繼續以好朋友身分相處，中間H多次提及要交往，但我都用一樣的理由拒絕了。直到有一天H又嘗試要說服我當他女友，這次我提出一個想法，請他回家詢問父母的意見——打算跟一個女人交往，而她得了癌症第四期。

之後一段時間H好像人間蒸發一樣，突然沒了聯絡，約莫一個月後才又再現身，但出現的時候臉色有點異常。

「你沒事吧？這麼久沒消息！」

「嗯……我照妳的建議，把想跟妳交往的事情跟我媽說了。」

「然後，她的反應是？」

「唉……我沒想到她反應這麼激烈，講到後來還哭了，要我不要拿石頭砸自己的腳。甚至還打電話給我在大陸工作的哥哥，叫我哥一起勸我不要做傻事。」

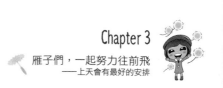

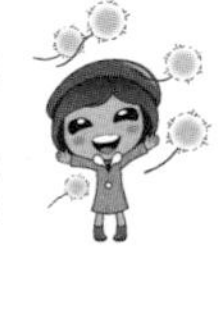

聽完當下，第一個反應是：H也太老實了吧！怎麼就這樣未經修飾把媽媽的話轉述給我聽？突然覺得，有時候善意的謊言實在是有必要的，我雖然可以預期對方父母的反應，但聽到這樣直白的話，還是感覺被刺了很多刀……

回想以前年輕沒生病的時候，每次見男友家人可都是深得對方喜愛，若女朋友有等級之分，我雖然未達「鑽石」等級，但起碼也稱得上是「珍珠」，怎麼現在一下子變成「石頭」呢？

「天啊！你媽還哭了喔！唉！那你怎麼回答她？」我故作鎮定地繼續問道。

「我向她保證一定不會跟妳結婚，這樣她才放心。」H回答，我也愣住了。H看我的反應有點錯愕，連忙說：

「反正妳也說過不想結婚啊！這樣我們還是可以交往，只要不結婚就好。」（再補一刀）

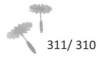

這跟我想不想結婚有什麼關係？哪有人要跟女生交往這樣講的啊？我該說H太不懂女人心嗎？其實後來也忘了兩人後續的對話，只是那句「拿石頭砸自己的腳」一直在腦中盤旋。

我其實問過媽咪相似的問題，如果今天妳的兒子想娶一個癌症四期的女人，或女兒想嫁一個這樣的男人，妳會同意嗎？

「當然能不要最好不要，但如果真的愛到，兒子要娶我可以同意，但女兒要嫁的話我不會答應。」媽咪的回答也令我意外。

她的理由是男生再婚比較容易，就算有小孩也都還有機會再娶，但女人若成了寡婦不容易再嫁，如果還有小孩要養會很辛苦。

媽咪常跟我說不見得要結婚，女人只要個性和經濟上能夠獨立，一個人也能生活得很好。生病後媽咪對我的唯一期待，就是好好活下去，結不結婚一點關係也沒有。胳臂總是往內彎的，做父母的肯定都為自己兒女著想，總希望兒女可以得到幸福，所以我也完全能夠理解H母親的想法。

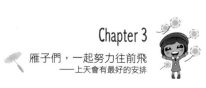

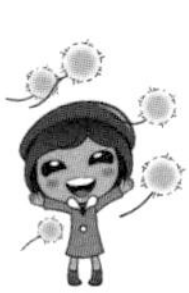

人通常只會看到岩石的外表，而沒有注意到裡面可能蘊含無瑕的美玉，我們自身的價值也不會因外在條件而影響，只是生了一場病，我們終究還是自己，我們內在的本質還是不變的，癌友絕不要否定自身的價值。

生病後真的讓我的人生完全翻轉了！希望之後愈轉愈順利！我還有好多心願清單等著我去實現，沒時間感傷太久，哈！交不交男友？結不結婚？真的好像也不重要了，活得開心就好！

欣賞自己的美好

幾乎所有癌症治療都會伴隨著不同程度的副作用發生。我在化療期間，因為同時施打及口服類固醇，出現了月亮臉、水牛肩等症狀，加上化療藥物愛寧達（Alimta）造成膚色不均勻變黑和暗沉，對一個愛美的女生來說，真的是一大折磨。我現在翻看當時的照片，都還是覺得心有餘悸，怎麼腫成那樣還可以對鏡頭笑得那麼開心？（我真是太了不起了）最值得同情的應該是那時候幫我照相的友人，個個被我埋怨技術不佳、把我拍得像豬頭，也沒想過要檢討自己。幸好這些朋友都是熟識已久，不會被我的話嚇跑。

那一陣子，我照鏡子時，幾乎都快認不出自己了。但我總會告訴自己，我還是我，儘管外表暫時有了改變，我的內在還是那個原來的我。

化療只有讓我少量落髮，後來腫瘤移轉腦部必須進行全腦放射性治療，我的頭髮才全數掉光。這也是我生平第一次見到自己光頭的模樣，「沒想到我的頭型還挺不錯的嘛！」內心暗自雀躍著（友人OS：有事嗎？）。就算自認為頭型美，也不可能頂著光頭走上街，男生或許還不會太突兀，女生光頭走在街上，除非是披著袈裟，否則肯定引來側目。雖然我向來不大管旁人的眼光，但一路被行注目禮總還是會覺得不自在（本人確實試過光頭搭乘台北捷運）。

於是我準備了各色頭巾和兩頂假髮（一長一短），方便日常穿搭使用。多了這些配件，意外覺得比先前更能變換造型，雖然沒有像《九頂假髮的

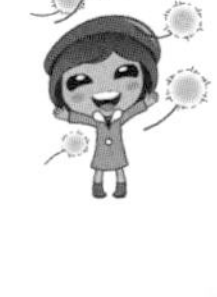

女孩》可以恣意變換九種角色，但這樣行頭已經很夠用了。甚至有部分朋友覺得我戴假髮比真髮好看。

很多女性癌友在面對癌症治療時，最在意的就是「會不會掉頭髮？」其實如果是短期治療，治療結束後，頭髮就會再長出來（我的經驗是三個月後開始長），而且新長出來的頭髮髮質都會比原先來的好唷！（這好像有點廢話，又還沒有經過風吹日曬及染、燙的摧殘）

誠心建議很在意自己的外在形象的人，一定要挑選一頂品質好的假髮，原因是你會經常長時間戴著它。這是我的經驗之談，曾經戴了品質差的假髮和家人外出，因為假髮不透氣，結果大熱天差點中暑昏倒。

我近期又因為服用新的標靶藥物，體重急速飆升，一再突破歷史新高，很多合身的衣服都不能穿了。但和六年前化療時不同，現在手機APP修圖超方便，一秒鐘麵包超人變女神，沒在怕的啦！一樣可以有美照，只是跟本人不像而已（大笑）。

幾年前多芬（Dove）推出一支影片《妳比妳想像的更美麗》（You are more beautiful than you think），引起了廣大女性共鳴，當時也在網路上被瘋狂轉載。內容是講述聯邦調查局（FBI）御用嫌犯素描師，以「主角」自我陳述以及「陌生人」看到的主角特徵描述，為同一主角畫出兩張畫像。兩組畫像對照發現，女性看待自己外表時，幾乎都比外界眼光更為嚴格。女性眼中的自己，往往比他人所看到的更胖、更不快樂。

我們很容易注意到自己外表的缺陷，永遠覺得自己不夠好、不夠完美；可是一個陌生人，卻能看見你真正的美麗。我們是否也該多留意自己的優點，欣賞自己的美好？欣賞自己並非是自大或自戀，而是要從自己內心出發，找到對生命的珍視和熱愛。

治療中的你，如果在照鏡子的時候，看著鏡中的自己心想：怎麼會變成這副鬼樣？請記住，無論你的外表看起來是什麼模樣，你還是你，你內心的本質還是不變的。**如果你覺得自己不夠美，那就笑得燦爛一點吧！讓笑容成為你的最佳化妝品。**

癌症是上天送的禮物？

戰友吳小猴說：「罹癌其實是老天爺給我們的禮物，在我們年輕的時候就收到這樣特別的禮物，慢慢去感覺，不管是愛情、友情、事業，都因此變得很單純，誰有多少真心，就像玻璃一樣清楚。」

說實話，**我超想拒收這份禮物的**，但這就好比古代皇帝的賞賜一樣，賜你七尺白綾也得收下啊！雖然無法欣然收下禮物，但既然遇到了就得去面對。

很多人會誇讚我很勇敢，但我覺得是現實狀況讓我不得不如此，小命都快沒了，這種情況下，當然拼命也要抓住一線生機，你說是吧！所以，我真的不能說是勇敢，只是單純想要活下去而已。

小猴有件事說對了，因為生病讓我體悟到誰是真正關心我的朋友，其實我真的很幸福，周遭絕大多數的朋友、同事都給予我滿滿的關懷和支持，甚至很多原本不是很熟的朋友都來幫助我，對此我除了感激還是感激，也更珍惜與這些朋友的情誼，真的很謝謝每位關心星希亞的朋友們！你們的陪伴是支持我抗癌的最大動力！

抗癌七年多了，期間歷經一連串化療、標靶、放療的治療及摧殘，但在治療之餘，也積極完成了多項的心願清單，人生依然美好且充滿希望，其實和罹癌前沒什麼不一樣，唯一的差別是自己的腳步慢了下來，更能細細體會與感受周圍人事物的單純美好。

有一句話我很喜歡：**我不是因為看到希望而堅持，是因為堅持下去而看到希望！**分享給每位正在接受辛苦治療的癌友，活著就有希望，千萬要堅持下去。

未來的路還多遠？這問題沒人可以回答，醫師也不會給我們答案，只有老天才知道。捫心自問是否盡了最大努力活下去？如果答案是肯定的，那就放寬心吧！把自己交給上天，祂會為我們做最好的安排！

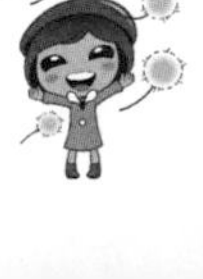

奇蹟由自己創造

試想一下，當你年輕氣盛、對生活充滿鬥志、覺得人生無限可能時，突然生了場大病，被告知平均只剩下十個月的壽命，或是五年存活率只有4%，這時候你會有什麼反應？

很多人一聽到自己罹癌，就覺得好像天塌下來一般，整個人驚慌失措、心亂如麻，甚至開始出現怨天尤人、責怪上天不公的情緒。適度的情緒宣洩確實是必要的，要讓情緒自然的流動，才能讓負面能量釋放出來，找回內心的平靜。我在確診的當下，一個人坐在家中的沙發上不停地掉眼淚；我沒有哭出聲來，因為身邊沒人，哭破喉嚨也沒有人會搭理我（原來我哭是帶「討抱抱」目的性的）。

面對疾病時，需要更理性、客觀的思考，雖然做起來不大容易，但還是要設法去努力，讓自己冷靜下來分析，找出導致我們罹癌的可能原因。除了遺傳基因之外，自己飲食是否健康？作息是否規律？有沒有定期運動？是否長期處於高壓狀態？這些因素都可能會讓我們失去健康。

想找回健康，癌友必須學習的第一件事，就是不要讓難過的情緒困擾自己太久。

持續悲觀的心態，其實跟放棄治療沒有兩樣。

過度的擔憂或精神壓力太大，不僅對抗癌沒有助益，更會讓自己身體的免疫力下降，反而有利於癌細胞的生長。癌友如果一直維持在負面情緒的狀態，在與癌症的這場戰役，一開始就註定會吞敗仗。

《孫子．軍爭》：「故善用兵者，避其銳氣，擊其惰歸。此治氣者也。」善於指揮作戰的將領，要避開敵軍的鬥志旺盛的時期，等到敵人士氣衰落、疲憊不堪時再予以攻擊。癌友如果一直處於士氣低迷的狀態，等於是給癌細胞（敵軍）攻城掠地的好機會；相反的，若是一直保持高昂士氣，癌細胞可能也不敢越雷池一步，或許就可以達到與癌和平共處的狀態。

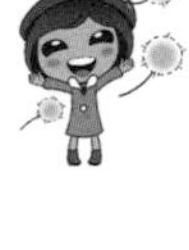

不要被疾病動搖自己的意志力，隨時都要保持笑容。

相信大家都有這樣的登山經驗，往往你爬過了一個山頭，後面還有接二連三的山頭等著你。癌症治療的過程就像登山一樣，常常你完成了這次的治療，病況暫時得到穩定，可能過一陣子，又會有新的狀況產生，你又得仰賴其他的治療方式幫助你度過新的挑戰。

病情時好時壞是常有的事，如果情緒很容易受影響而波動，忽悲忽喜，不管找任何名醫幫你治療，都只會愈來愈接近死亡。

一直以來我都是保持著這樣的信念：只要存活率不是零，就代表還有活下去的機會，都還是能懷抱著希望接受治療。如果你可以面對並接受死亡，就更能抱著堅定的希望活下去。有實力的醫師遇上正向心態的病患，治療效果自然能加成。

即使只有１%的機會，也要相信奇蹟會發生在自己身上。

英國礦治學家哈德菲德（J.A. Hadfield，1858~1940）：「許多經驗教導我們，當一項極大的考驗來臨時，我們只能以無畏的態度來迎接考驗，並施展我們的力量；否則，那些危機與困難便會施展它們的力量。」當一個人被逼到毫無退路的時候，通常就不得不往前邁進，不論是肢體上或心理上。只要你相信你可以完成一件事，就幾乎等於你已將它完成了！

同理也適用於癌友身上，如果有活下去的念頭，就要找出為什麼要活下去的理由。只要你相信自己可以站在存活曲線的長尾巴上，那麼，十之八九，你就真的可以。奇蹟往往來自於病患心態的轉變，或是由病患正面的態度所創造出來的。

絕望的內心只會帶來絕望，充滿希望的內心則會帶來希望。希望大家都找到自己內在的力量，善用它來戰勝恐懼，必能創造更多生命的奇蹟。

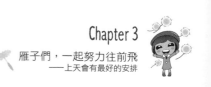

〔結 語〕

癌症教我的事

癌症教我的第一件事——讓我體認到原來自己擁有這麼多的愛。

當我診斷出罹癌時，朋友、同事和家人給予我的關愛與支持，多到讓我難以想像的程度。有朋友為了幫我祈福，吃了一年的早齋，也有位事業有成的友人對我說：「妳一定要接受最好的治療，如果醫藥費有困難的話，就儘管跟我說，我想我應該有能力來協助妳。」公司同事們提供各式各樣的物資，有機農作物、營養品、抗癌書籍等，連之前在新加坡工作的同事也送來卡片和禮物，卡片上頭有著大家滿滿的祝福話語。家人更不用說，父母和三個姊姊無條件支持我、照顧我，陪伴我度過一次又一次的考驗。

生了場大病，我才知道自己身旁充滿著愛，周圍的人如此珍惜我的存在。往後的每一天，我更珍惜身邊的所有人，也懂得適時表達自己內心情

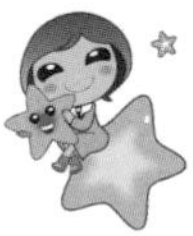

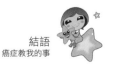

感，讓對方知道我也一樣愛著他們。

癌症教我的第二件事——對生活中美好的事物懷抱感恩。

我是個很容易感到快樂的人，這樣的個性在罹癌後也沒有改變，只是現在的我，比從前更能珍惜這份快樂。

當你止不住嘔吐時，只希望能好好吃下一頓飯；當你連呼吸都覺得困難時，只求摘除氧氣面罩後，仍能自然呼吸；當你躺在病床上無法起身時，只求能獨自走到外頭，晒晒太陽和聽聽蟲鳴。這些看來稀鬆平常的事情，對一個重症病患來說可能都很難達成。

人很容易看到自己沒有的東西，卻忽略了自己已經擁有很多。能行動自如、能享受一頓美食、能與三五好友相聚聊天、能目睹大自然的美景，這些都值得我們感恩與珍惜。生活中有許多細微而美好的事物，只是很多時候我們會將它視為理所當然，當我們懷抱感恩的心去看待周圍的一切，會發現有更多好事會被創造出來。

癌症教我的第三件事——把握當下，活得精采。

以前總以為，努力就會有收穫。認真唸書就能考上好學校，工作只要肯拚就能得到上司的肯定，但這樣的公式卻無法套用在抗癌這件事情上頭；眼見許多癌友盡了最大的努力，終究仍敵不過癌細胞無情地攻擊而離開，生平第一次感受到，原來有些事情不是努力就一定能開花結果。有時候盡了人事，就只能等待上天的安排。

很多人罹癌之後，覺得自己的人生從此由彩色轉為黑白。其實正因為癌友們未來的不確定性比別人高，我們更應該勇於追求夢想與快樂，嘗試過去沒有的生活體驗，給自己一些衝動的驚喜。

電影《50／50》有句話我很喜歡：「癌細胞可以終結你的生命，卻無法阻止你……活個痛快。」我們要把握活著的當下，用心、認真去過每一天，人生依舊精采可期。現在拿起紙筆，寫下你的心願清單，並開始去完成清單項目吧！Go！

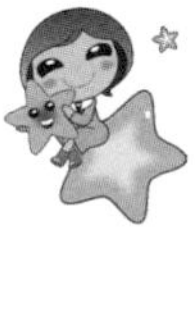

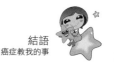

癌症教我的第四件事——把愛傳出去。

隔壁病床抗癌前輩的一席話，給了剛確診罹癌的我無比的勇氣和信心，更種下我日後當個「抗癌大使」的種子。一段來自候診室的緣分，啟發我分享抗癌經驗的想法，由撰寫部落格開始，到舉辦戰友分享會、成立臉書「抗癌戰友會」社團等，單純只想把自己的正面能量傳遞出去，卻意外幫助了一些癌友，在抗癌路上走得更加堅定、更有信心。

寫這本書時我也是秉持相同的心情，我希望即使只有一個人也好，可以在讀完書後，除了能獲得正確的抗癌觀念外，更能以正面積極的態度去看待罹癌這件事，甚至以後遭逢任何挫折，都能用樂觀的心情來面對。

這一路走來，我得到的愛與關懷實在太多，滿懷感激的同時，我也會繼續將這份愛傳遞下去，分享給周圍每一個人。

致謝

出書分享抗癌經驗是我心願清單的項目之一，感謝原水出版社工作團隊協助我達成心願。副總編輯潘玉女不僅協助我擬定大綱，寫作過程更給了我不少寶貴的建議，真的很感激她的智慧，沒有她不會有此書。

七年多的抗癌路，首要感謝我的主治醫師——廖唯昱醫師的悉心照顧，在每次危機來臨時，總是預先幫我擬好各種戰術，讓我可以更有信心去打這場戰役。感謝放射腫瘤科許峯銘醫師，為我細心處理腦部腫瘤問題，讓我可以繼續靠腦袋吃飯，但希望以後不會再有需要麻煩他的時候。也要特別感謝榮總蔡俊明教授、吳元宏醫師、長庚王俊傑醫師及高醫林成龍主任，提供我諸多治療上的意見。

顏榮郎博士是最早灌輸我抗癌正確觀念的醫師，讓我知道健康不能只

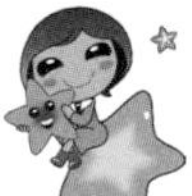

靠吃藥或某些營養素來維持，病人必須要徹底轉變心念，調整生活型態、適度運動、攝取正確的營養等，才有機會恢復健康。感謝他將智慧分享予我。在營養補充品方面，同為癌症患者的台北醫學大學韓柏檉教授熱心分享自己使用產品的經驗，讓我也跟著受益，真的很感謝。

媽咪絕對是照顧我的最大功臣，沒有她幫我熬製滴雞精、蜆精、準備蔬果汁、豆漿等，我想我沒辦法在治療期間恢復得那麼好，還可以當廖醫師前三名的病人；也要感謝我的父親和三位姊姊，感謝你們無條件當我的後盾，一路支持與陪伴著我。

罹癌沒有讓我丟了飯碗，病假期間還支付全薪，我服務的公司絕對是一間幸福企業，我要感謝：總裁、總經理 Justin、高階主管 Eli、James、John、Simon 以及所有關心我的長官、同仁，本人銘感五內，不敢或忘。

還有多位曾在抗癌路上幫助過星希亞的長輩及好友，包括前澄清醫院中港院區張金堅院長、中山大學于嘉順助理教授賢伉儷、學生時期死黨等，謝謝你們給我滿滿的愛與關懷。

有些好友讀了本書的初稿，並與我分享他們的意見，我要感謝：小琪、瑜芳、詩芳、美惠、瀛慧、君育、Keven、Andrew，感謝你們寶貴的建議，讓本書的文字更加流暢。

最後要感謝這一路上相互扶持的戰友們，尤其是Angel和Gary，有你們真好！

——**星希亞**

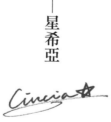

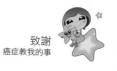

Cincia☆

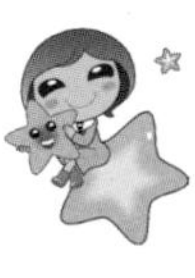

寫下妳的心願清單

寫下妳的心願清單

悅讀健康 127X

只是咳嗽，怎麼變成癌症末期？

[增訂版]

作　　者／星希亞
選書·責編／潘玉女

行銷經理／王維君
業務經理／羅越華
總 編 輯／林小鈴
發 行 人／何飛鵬
出　　版／原水文化
台北市民生東路二段141號8樓
電話：（02）2500-7008　傳真：（02）2502-7676
E-mail：H2O@cite.com.tw　部落格：http://citeh2o.pixnet.net/blog/
發　　行／英屬蓋曼群島商家庭傳媒股份有限公司城邦分公司
台北市中山區民生東路二段141號11樓
書虫客服服務專線：02-25007718；25007719
24小時傳真專線：02-25001990；25001991
服務時間：週一至週五上午09:30～12:00；下午13:30～17:00
讀者服務信箱：service@readingclub.com.tw
劃撥帳號／19863813；戶名：書虫股份有限公司
香港發行／城邦（香港）出版集團有限公司
香港灣仔駱克道193號東超商業中心1樓
電話：(852)2508-6231　傳真：(852)2578-9337
電郵：hkcite@biznetvigator.com
馬新發行／城邦（馬新）出版集團
41, Jalan Radin Anum, Bandar Baru Sri Petaling,
57000 Kuala Lumpur, Malaysia.
電話：(603) 90578822　傳真：(603) 90576622
電郵：cite@cite.com.my

內頁繪圖／黃建中
美術設計／劉麗雪
內頁排版／陳喬尹
製版印刷／卡樂彩色製版印刷有限公司
增訂一版／2020年1月1日
初版 2 刷／2022年7月7日
定　　價／380元

ISBN　978-986-97735-8-4

國家圖書館出版品預行編目資料

只是咳嗽,怎麼變成癌症末期? / 星希亞著.
-- 增訂一版. -- 臺北市 : 原水文化出版 :
家庭傳媒城邦分公司發行, 2020.01
面；　公分. -- (悅讀健康 ; 127X)
ISBN 978-986-97735-8-4(平裝)

1.肺癌 2.病人 3.通俗作品

415.4682　　108018634